SÁCH NẤU ĂN GUI

VỜI

100 công thức nấu ăn thịnh soạn và đầy hương vị từ Bayou.
Hướng dẫn toàn diện về món ăn đặc trưng của Louisiana

Trúc Hoàng

MỤC LỤC

GIỚI THIỆU

cây mướp tây
Gumbo Cookbook là hướng dẫn cuối cùng của bạn để nấu các món ăn gumbo ngon nhất từ bayou. Với 100 công thức nấu ăn ngon và đích thực, bạn sẽ khám phá hương vị phong phú và phức tạp của món ăn đặc trưng của Louisiana.

Từ kẹo cao su hải sản cổ điển đến kẹo cao su gà và xúc xích, cuốn sách dạy nấu ăn này bao gồm tất cả các loại kẹo cao su khác nhau. Mỗi công thức đều có hướng dẫn từng bước, cùng với các mẹo hữu ích về cách đạt được hương vị và kết cấu hoàn hảo.

Ngoài các công thức nấu ăn, Sách nấu ăn gumbo tuyệt vời còn bao gồm hướng dẫn về các nguyên liệu và công cụ làm kẹo cao su, cũng như các mẹo hữu ích về cách tạo ra món roux hoàn hảo. Với những bức ảnh đầy màu sắc tuyệt đẹp về mọi công thức nấu ăn, cuốn sách dạy nấu ăn này sẽ đưa bạn đến thẳng trung tâm của Louisiana.

Cho dù bạn là một chuyên gia kẹo cao su dày dạn kinh nghiệm hay là người mới nấu ăn lần đầu, Sách nấu ăn gumbo tuyệt vời là nguồn tài nguyên tối ưu để tạo ra các món ăn từ kẹo cao su ngon và đích thực

CÔNG THỨC CƠ SỞ

1. màu đỏ

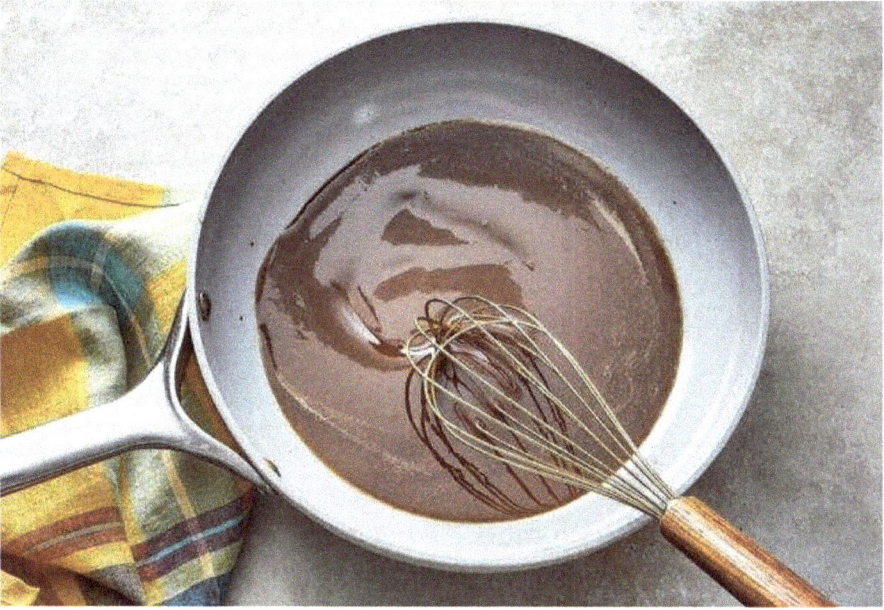

THÀNH PHẦN:
½ chén dầu thực vật
½ chén bột mì đa dụng

Đun nóng dầu trong một cái nồi lớn, nặng trên lửa lớn; thêm bột và khuấy liên tục cho đến khi hỗn hợp bắt đầu có màu nâu. Giảm nhiệt xuống mức trung bình hoặc trung bình thấp và nấu, khuấy liên tục, cho đến khi roux có màu nâu vừa hoặc màu của bơ đậu phộng hoặc sô cô la sữa.

Nếu bạn thích kẹo gumbo sẫm màu hơn, hãy tiếp tục nhuộm nâu cho đến khi roux chuyển sang màu sô cô la đen. Màu roux càng đậm thì gumbo càng mỏng. Đừng đốt cháy roux, nếu không nó sẽ làm hỏng hương vị của gumbo. Nếu nó có mùi cháy, nó đã nấu quá lâu. Hầu hết gumbos đều ngon và hơi đặc khi roux có màu sô cô la sữa.

2. hải sản kho

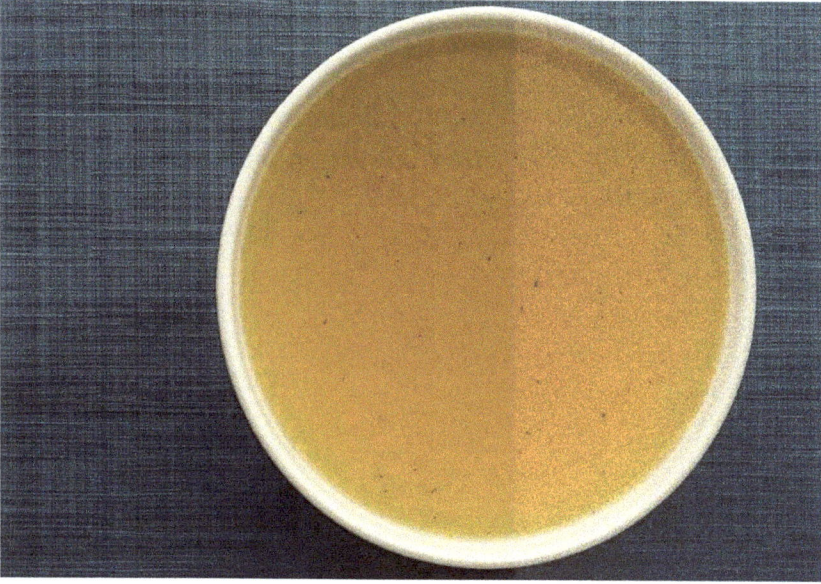

LÀM ĐƯỢC 5 CỐC

THÀNH PHẦN:
1 ½ pound vỏ tôm, tôm hoặc cua

Đặt vỏ vào một cái nồi vừa và đậy bằng nước lạnh. Đun sôi. Đậy nắp, giảm nhiệt xuống mức trung bình thấp và đun nhỏ lửa trong 30 phút. Sự căng thẳng.

3. kho gia cầm

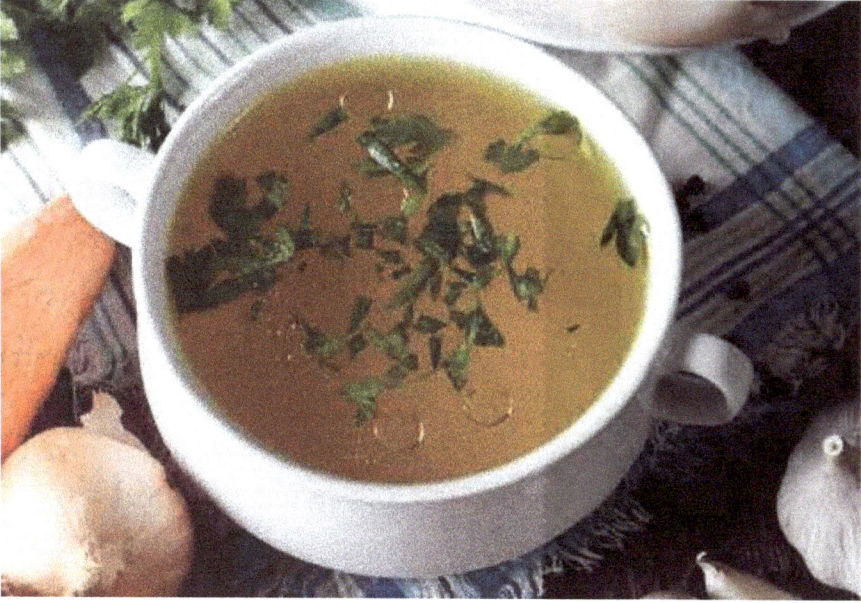

THÀNH PHẦN:
3 pound thịt gà, gà tây hoặc xương vịt
1 củ hành tây lớn, bóc vỏ và cắt làm tư
2 cọng cần tây, giảm một nửa
2 củ cà rốt, làm tư
½ muỗng canh hạt tiêu đen
2 tép tỏi lớn, giảm một nửa
10 cốc nước lạnh

Cho tất cả nguyên liệu vào nồi 6 lít. Đun sôi. Giảm nhiệt xuống mức trung bình thấp, đậy vung nồi và đun nhỏ lửa trong 2 tiếng rưỡi. Khi đủ mát để xử lý, căng thẳng. Để nguội hoàn toàn và hớt phần mỡ phía trên. Nếu làm trước, hãy làm lạnh trong tủ lạnh và hớt bỏ chất béo rắn.

4. Cơm

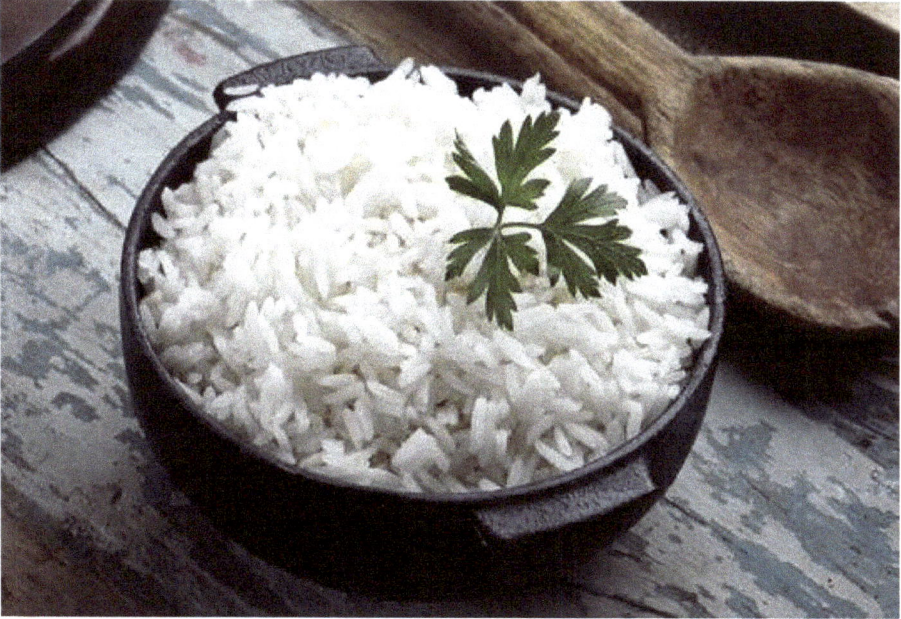

THÀNH PHẦN:
2 cốc nước
2 chén gạo hạt dài được làm giàu
½ muỗng cà phê muối

Trong một cái nồi nhỏ có nắp, đun sôi nước. Thêm gạo và muối. Giảm nhiệt, đậy nắp và đun ở nhiệt độ thấp nhất cho đến khi nước được hấp thụ, khoảng 20 phút. Không cần khuấy.

5. Gia vị Creole

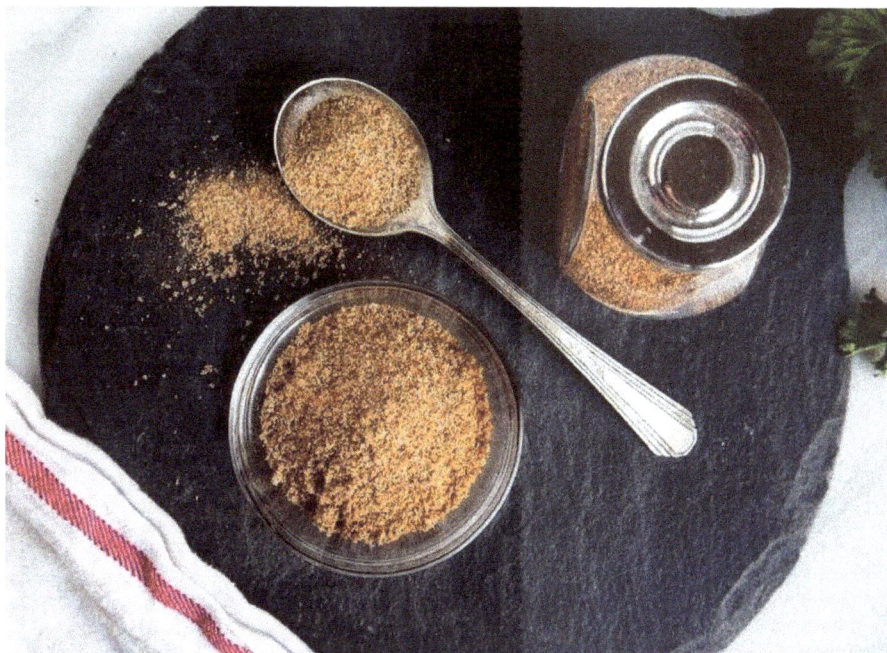

KIẾM ĐƯỢC 2 ½ ounce
2 muỗng canh muối
2 muỗng cà phê ớt cayenne
4 muỗng cà phê tiêu đen mới xay
4 muỗng cà phê bột tỏi
4 muỗng cà phê ớt bột, ngọt hoặc cay, hoặc tùy khẩu vị
4 muỗng cà phê muối cần tây
2 thìa cà phê ớt bột

Đánh đều tất cả các thành phần trong một bát vừa. Bảo quản trong chai gia vị 2 ½ ounce đã được làm sạch. Gia vị sẽ giữ được độ đậm đà trong vài tháng.

CÂY MƯỚP TÂY

6. Gumbo thịt bò và thịt lợn

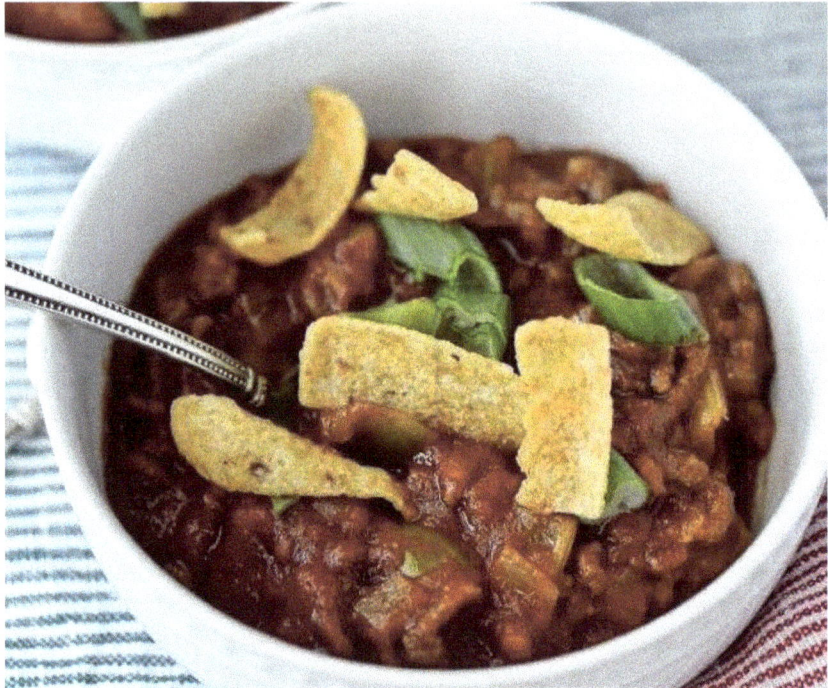

làm cho: 3

THÀNH PHẦN:
- ¼ muỗng canh dầu ô liu
- ¼ cân Anh. thịt bò xay ăn cỏ
- ¼ cân Anh. thịt lợn đất
- 1 tomatillo vừa, xắt nhỏ
- ⅛ củ hành vàng nhỏ, thái nhỏ
- ½ hạt tiêu jalapeño, xắt nhỏ
- ½ tép tỏi, băm nhỏ
- ¼ (6oz) lon sốt cà chua không đường
- ¼ thìa ớt bột
- ¼ muỗng canh thì là
- Muối và hạt tiêu đen mới xay để nếm
- 1 muỗng canh nước
- 2 muỗng canh phô mai cheddar, cắt nhỏ

HƯỚNG DẪN:

a) Cho dầu và tất cả nguyên liệu vào nồi liền.
b) Khuấy đều và đậy nắp kín.
c) Đặt nồi ở chế độ 'nấu chậm' ở áp suất cao trong 4 giờ.
d) Sau khi thực hiện 'Giải phóng tự nhiên' hơi nước và tháo nắp.
e) Phục vụ nóng.

7. Xúc xích Lò Hà Lan & Gà Gumbo

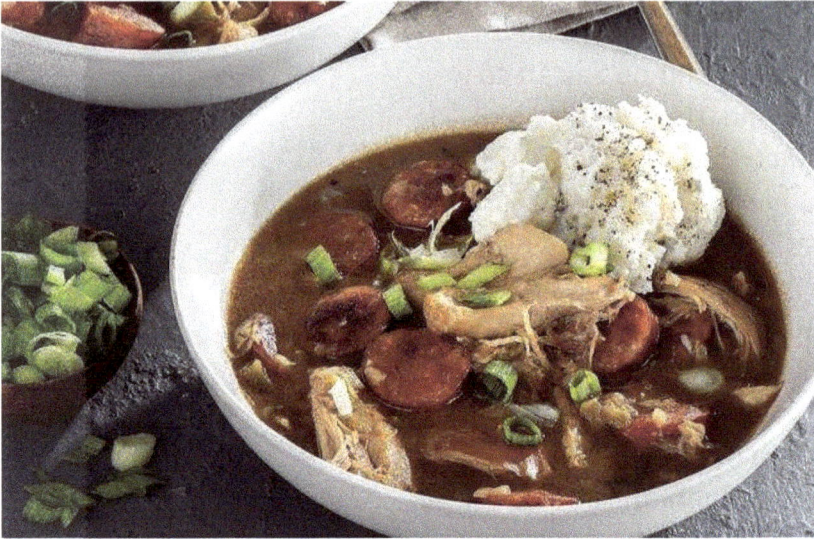

- 10 lạng. bộ phận gà
- ớt hành lá
- Nước
- hành tây vàng hoặc trắng
- 5 lạng. xúc xích, thái miếng vừa ăn
- ớt chuông, đỏ và xanh
- roux (bột nấu chín và nước)
- 4 chén cơm
- ớt cayenne
- bơ
- rau cần tây
- 7 cốc nước
- muối

a) Nấu các bộ phận gà trong nước cho đến khi mềm và rơi ra khỏi xương.

b) Lấy ra khỏi nước dùng, để nguội và gỡ gà ra khỏi xương.

c) Thêm xúc xích, cần tây, hành tây và ớt chuông vào nước cùng với gia vị theo sở thích của bạn.

d) Đun nhỏ lửa cho đến khi rau mềm, thêm thịt gà và đun nhỏ lửa. Thêm nhiều roux để có độ dày và màu sắc mong muốn.

e) Chỉ nấu bằng than dưới đáy. Gạo vo sạch, cho vào nồi hầm với nước, muối và bơ.

f) Đậy nắp và nấu trên than cho đến khi nước được hấp thụ và gạo mềm.

g) Rắc mướp lên trên cơm và thưởng thức.

8. Gumbo đậu nấm

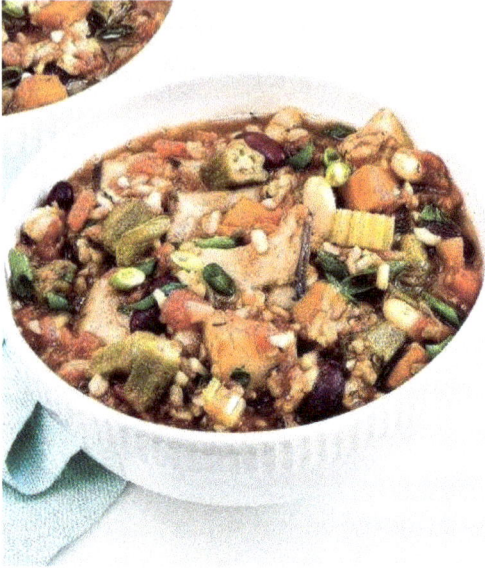

Làm cho: 4

THÀNH PHẦN:
- 3 tép tỏi, băm nhỏ
- 1 chén nấm, thái lát
- 1 chén đậu thận, ngâm qua đêm
- 1 quả ớt chuông, xắt nhỏ
- 2 muỗng canh nước sốt tamari
- 2 zucchini vừa, thái lát
- 2 muỗng canh dầu ô liu
- 2 chén nước dùng rau

HƯỚNG DẪN:
a) Thêm tất cả các thành phần vào nồi liền và khuấy đều.
b) Đậy nắp nồi và nấu ở nhiệt độ cao trong 8 phút,
c) Để áp suất xả tự nhiên trong 10 phút rồi xả bằng phương pháp xả nhanh.
d) Khuấy đều và phục vụ.

9. Cổ Gumbo hải sản

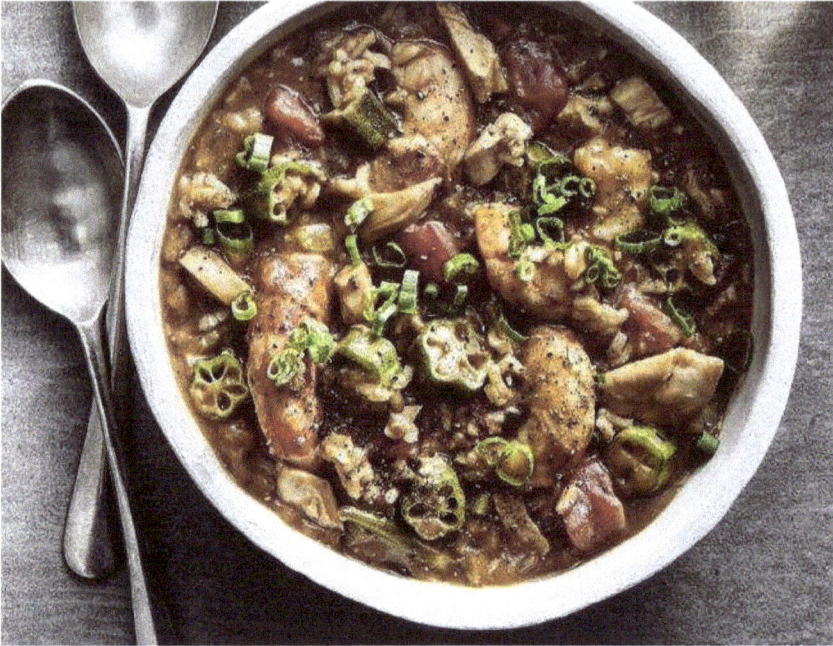

Làm cho: 8

THÀNH PHẦN:
- ½ lb vỏ cua
- ½ lb vỏ tôm
- 6 cốc nước lạnh
- 1 chén rượu trắng khô
- 1 củ hành tây nhỏ; làm tư
- 1 đầu cá hồi
- 1 lá nguyệt quế
- 3 nhánh húng tây tươi
- 5 hạt tiêu
- 2 tép tỏi
- 1 củ cà rốt; thái hạt lựu

HƯỚNG DẪN:
a) Cho đầu cá hồi dầu, vỏ cua và vỏ tôm vào nồi liền và *Xào* trong 5 phút
b) Đổ nước vào nồi liền.
c) Thêm tất cả các thành phần còn lại vào nước.
d) Đóng nắp nồi liền và xoay tay cầm xả áp suất sang vị trí *đã đóng kín*.
e) Chọn chức năng *Thủ công*, cài đặt áp suất cao và điều chỉnh hẹn giờ thành 48 phút
f) Khi nó phát ra tiếng bíp; *Giải phóng tự nhiên* hơi nước trong 10 phút và mở nắp nồi ngay lập tức.
g) Lọc nước dùng đã chuẩn bị qua lưới lọc và loại bỏ tất cả các chất rắn, Loại bỏ tất cả các chất béo trên bề mặt và dùng nóng.

10. Vịt Gumbo

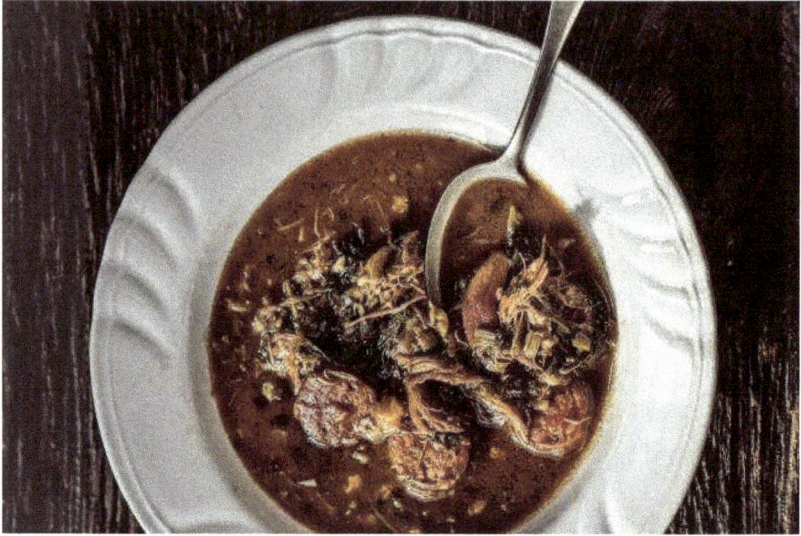

Làm cho: 12.

THÀNH PHẦN:
Cổ phần:

- 3 con vịt lớn hoặc 4 con nhỏ
- 1 gallon nước
- 1 củ hành tây, làm tư
- 2 xương sườn cần tây
- 2 củ cà rốt 2 lá nguyệt quế 3 tấn. muối
- 1 t. hạt tiêu

Cây mướp tây:

- ¾c. bột mì
- ¾c. dầu
- 2 tép tỏi, băm nhỏ
- 1 chén hành tây thái nhỏ
- ½ c. cần tây thái nhỏ
- 1c. ớt xanh thái nhỏ
- 1 lb đậu bắp cắt miếng ¼ inch
- 2 T. mỡ thịt xông khói
- 1lb. tôm sống bóc vỏ
- 1 điểm. hàu và rượu
- ¼c. rau mùi tây băm nhỏ
- 2 c. nấu cơm

HƯỚNG DẪN:

a) Vịt da; đun sôi trong nước với hành tây, cần tây, lá nguyệt quế, muối và hạt tiêu trong khoảng 1 giờ hoặc cho đến khi thịt vịt mềm. Sự căng thẳng; hớt hết dầu mỡ và dự trữ 3/4 lượng hàng. Nếu cần, thêm nước thịt gà hoặc thịt bò để tạo thành 3 lít nước dùng.

Loại bỏ thịt khỏi thân thịt và miếng nhỏ; trở lại kho. Cổ phiếu có thể được thực hiện một ngày trước khi thực hiện gumbo.

b) **Đối với Gumbo:** Trong một lò nướng lớn của Hà Lan, làm một loại roux màu nâu sẫm bằng bột mì và dầu. Thêm tỏi, hành tây, cần tây và tiêu xanh; xào' đậu bắp trong mỡ thịt xông khói cho đến khi hết độ giòn, khoảng 20 phút; làm khô hạn. Trong một nồi súp ấm và khuấy từ từ hỗn hợp roux và rau. Thêm đậu bắp; đun nhỏ lửa trong 1 tiếng rưỡi. Thêm tôm, hàu và rượu của chúng và nấu thêm 10 phút nữa. Khuấy rau mùi tây và loại bỏ lửa. Nêm gia vị vừa ăn, dùng với cơm nóng dẻo.

11. Ngỗng tuyết Gumbo

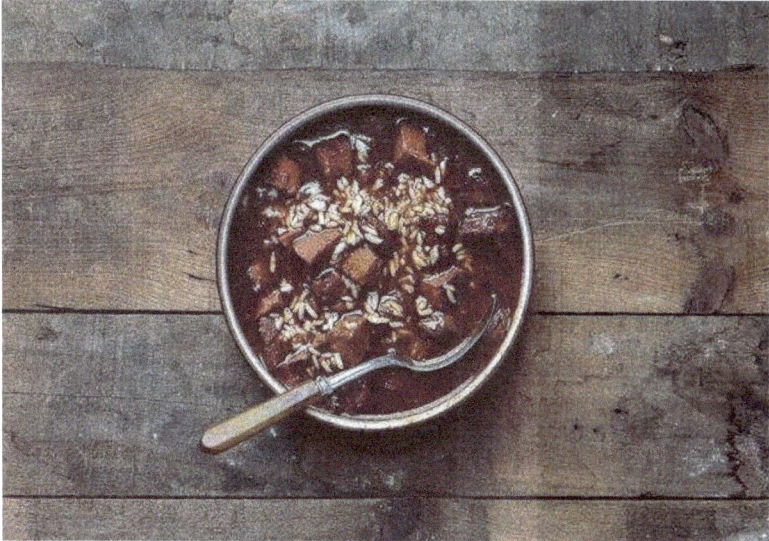

THÀNH PHẦN:

- 4 NGANG TUYẾT nguyên con, rút xương và lột da
- 1 con gà nguyên con, cắt thành khối
- 4 lít nước
- 28 ounce cà chua hầm, đóng hộp
- 1 pound xúc xích hun khói, xắt nhỏ
- 1 pound đậu bắp, đông lạnh, thái lát
- 2 chén hành trắng, xắt nhỏ
- 2 chén ớt chuông xanh, xắt nhỏ
- 1 chén dầu
- 3/4 chén bột mì
- 3 muỗng canh gia vị creole
- 1 muỗng canh sốt Tabasco
- 2 muỗng cà phê tiêu đen
- 1 muỗng cà phê lá Sassafras, nghiền mịn

HƯỚNG DẪN:

a) Trong một cái nồi lớn, đổ nước ngập cả con gà (khoảng 4 lít). Luộc cho đến khi thịt rơi ra khỏi xương (khoảng ½ giờ).

b) Bỏ xương và da, để lại thịt gà trong nước dùng và tiết kiệm.

c) Trong một chảo sắt lớn, kết hợp dầu và bột mì, nấu ở nhiệt độ trung bình cao và khuấy liên tục cho đến khi nó có màu nâu. Đây là thứ mà người Cajun gọi là roux và là nguyên liệu cơ bản cho nhiều món ăn của họ.

d) Sau khi roux được làm xong, thêm hành tây, ớt xanh, thịt ngỗng và xúc xích hun khói. Nấu tất cả trong khoảng 10 phút. Sau đó cho tất cả vào nồi nước luộc gà lớn.

e) Nêm gia vị creole, tiêu đen, ớt cayenne và nước xốt.

f) Đun sôi trong khi khuấy, sau đó đun nhỏ lửa trong vài giờ.

g) Thêm cà chua hầm và đậu bắp. Đun sôi trong 15 phút. Thêm một chút nước nếu cần (tôi không thích quá đặc) và đun nhỏ lửa cho đến khi ăn. Sau khi đun sôi một chút, nếm thử chất lỏng để xem có cần thêm gia vị hay không. Nếu bạn thêm nhiều gia vị hơn, hãy đun nhỏ lửa hơn một chút để hương vị hòa quyện.

h) Trước khi ăn khoảng 5 phút cho sasafras (dĩa xiêm) vào khuấy đều.

i) Gumbo còn sót lại đóng băng tốt. Hãy mang một mẻ đông lạnh đến trại vịt nếu bạn không có thời gian nấu nướng. Nó trở nên tốt hơn khi nó già đi (cũng cay hơn)!

12. Gumbo đậu bắp gà

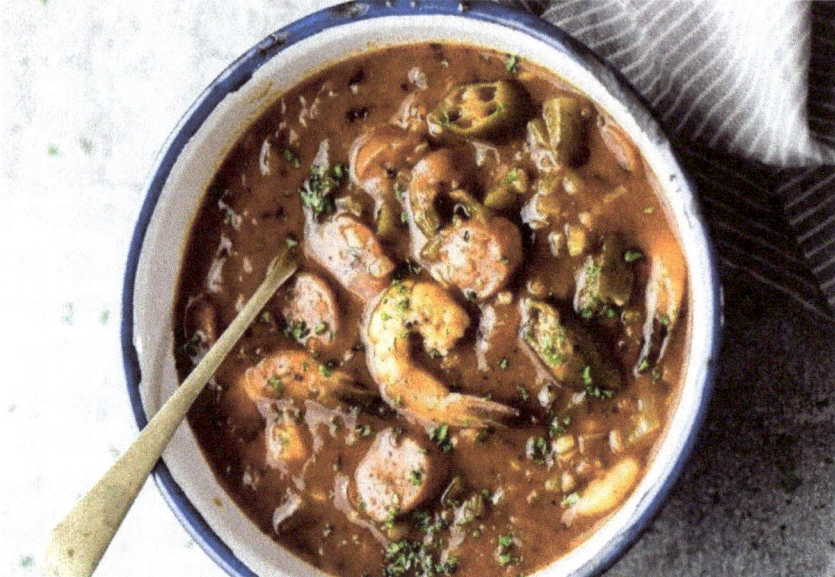

Thực hiện: 8 ĐẾN 10 PHỤC VỤ

THÀNH PHẦN:

- 1¼ chén dầu thực vật, chia
- 1 pound đùi gà không xương, không da
- 2 muỗng cà phê bột nêm, chia
- 1½ muỗng cà phê tiêu đen xay, chia
- 1 muỗng cà phê gia vị gia cầm
- 1 muỗng cà phê bột hành
- 1 muỗng cà phê bột tỏi
- 2 lít nước dùng gà, chia
- 1½ chén cần tây xắt nhỏ
- 2 ớt chuông xanh lớn, xắt nhỏ
- 1 củ hành vàng lớn, xắt nhỏ
- 2 muỗng cà phê tỏi băm
- ½ chén bột mì đa dụng
- 1 pound xúc xích andouille, xắt nhỏ
- 1 lon (14 ounce) cà chua thái hạt lựu
- 3 đến 4 lá nguyệt quế
- ½ pound đậu bắp, xắt nhỏ
- 1 chén tôm khô
- 2 pound cua hoàng đế Alaska
- 1 pound tôm lớn, bóc vỏ và bỏ chỉ
- 2½ muỗng cà phê bột gumbo xay
- Rau mùi tây tươi xắt nhỏ, để trang trí

HƯỚNG DẪN:

a) Trong một chảo vừa trên lửa vừa, đổ vào ¼ chén dầu thực vật. Khi dầu nóng, cho đùi gà vào chảo. Nêm gà với 1 muỗng cà phê bột nêm, ½ muỗng cà phê tiêu đen, gia vị gia cầm, bột hành và bột tỏi. Nướng vàng từng mặt của gà, khoảng 5 phút mỗi mặt, sau đó đổ ½ cốc nước dùng gà vào. Đậy nắp chảo và để gà nấu cho đến khi chín hoàn toàn, khoảng 15 phút. Sau khi hoàn thành, lấy gà ra khỏi chảo và đặt sang một bên trên đĩa.

b) Trong cùng một chảo, thêm cần tây, ớt chuông và hành tây và nấu trong 2 phút. Thêm tỏi và nấu cho đến khi rau đẹp và trong thì tắt bếp.

c) Trong một cái nồi lớn trên lửa vừa, đổ 1 chén dầu thực vật còn lại vào. Khi dầu nóng, bắt đầu rắc bột từng chút một. Khuấy liên tục để tránh vón cục và nấu cho đến khi roux chuyển sang màu nâu bơ đậu phộng, khoảng 30 phút.

d) Khi roux có màu nâu đẹp mắt, từ từ đổ phần nước dùng gà còn lại vào. Thêm vào rau nấu chín, thịt gà và xúc xích. Đảo đều mọi thứ rồi rắc vào 1 thìa cà phê bột nêm còn lại và 1 thìa cà phê tiêu đen. Thêm cà chua và lá nguyệt quế. Khuấy, đậy nắp, sau đó nấu trong khoảng 20 phút.

e) Thêm đậu bắp xắt nhỏ và tôm khô. Khuấy, đậy nắp và đun nhỏ lửa trong 20 phút nữa.

f) Bây giờ thêm con cua. Đảm bảo rằng cua và các nguyên liệu khác ngập trong nước dùng. Đun thêm 20 phút nữa thì cho tôm sống vào. Khuấy các thành phần và giảm nhiệt xuống thấp.

g) Rắc bột giấy gumbo vào, khuấy đều và nấu trong 7 phút. Tắt lửa và để gumbo ngồi trong vài phút. Trang trí với rau mùi tây và dùng với cơm trắng hoặc bánh ngô.

13. kẹo cao su bò

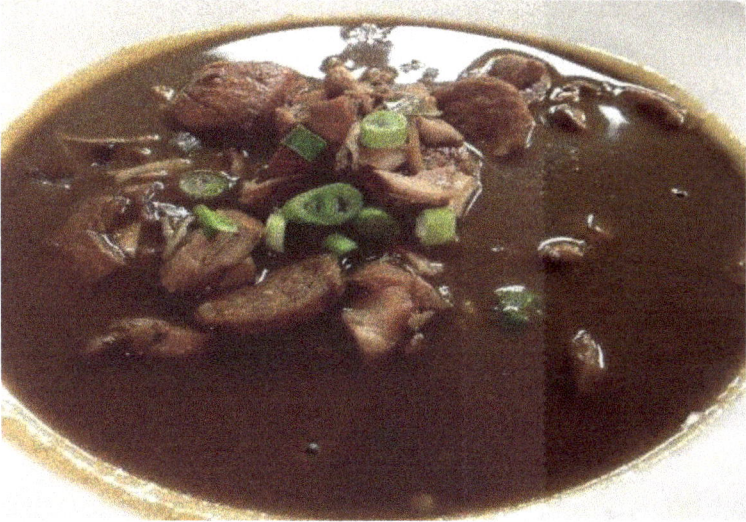

THÀNH PHẦN:
- 2 cân thịt bò, cắt miếng
- 2 thìa cà phê muối
- 2 muỗng cà phê tôm khô xay
- 6 chén nước
- 2 pound đậu bắp, thái lát
- 1 chén hoa Jamaica
- 1 củ hành tây
- Ớt không hạt

HƯỚNG DẪN:

a) Cho thịt bò vào nồi. Thêm muối, tôm khô và nước sôi. Giảm nhiệt và đun nhỏ lửa trong ¾ giờ, hớt bọt khi cần thiết. Thêm đậu bắp và nấu cho đến khi hạt chuyển sang màu đỏ, khoảng 1 giờ.

b) Băm nhỏ hành tây và ớt và thêm vào, khuấy nhanh để tạo kết cấu dính.

c) Đun nhỏ lửa trong 15 phút.

14. kẹo cao su tôm

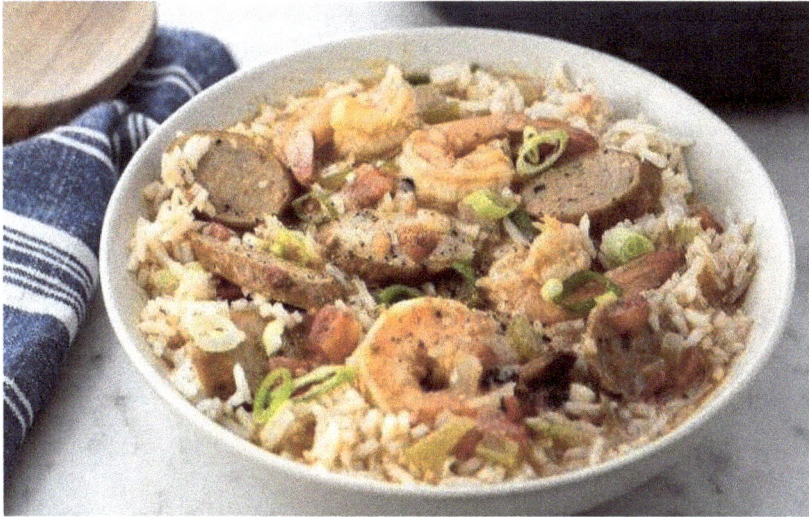

THÀNH PHẦN:

- 1 pound tôm vừa bóc vỏ
- ½ pound ức gà không da, không xương
- ½ cốc dừa dầu
- 3/4 cốc hạnh nhân bột mì
- 2 chén hành tây xắt nhỏ
- 1 chén cần tây xắt nhỏ
- 1 chén ớt xanh xắt nhỏ
- 1 muỗng cà phê thì là
- 1 muỗng canh tỏi tươi băm nhỏ
- 1 muỗng cà phê húng tây tươi xắt nhỏ
- ½ muỗng cà phê ớt đỏ
- 6 chén nước dùng gà
- 2 chén cà chua thái hạt lựu
- 3 chén đậu bắp thái lát
- ½ chén mùi tây tươi xắt nhỏ
- 2 lá nguyệt quế
- 1 muỗng cà phê nước sốt nóng

HƯỚNG DẪN:

a) Xào gà trên lửa lớn cho đến khi có màu nâu trong một cái nồi lớn. Hủy bỏ và đặt sang một bên. Băm nhỏ hành tây, cần tây và tiêu xanh và đặt sang một bên.

b) Cho dầu và bột vào nồi. Khuấy đều và chuyển sang màu nâu để tạo thành roux. Khi roux xong, thêm rau xắt nhỏ. Xào trên lửa nhỏ trong 10 phút.

c) Từ từ thêm nước dùng gà khuấy liên tục.

d) Thêm thịt gà và tất cả các thành phần khác ngoại trừ đậu bắp, tôm và rau mùi tây, những thứ này sẽ được để dành sau cùng.

e) Đậy nắp và đun nhỏ lửa trong nửa giờ. Tháo nắp và nấu thêm nửa giờ nữa, thỉnh thoảng khuấy.

f) Thêm tôm, đậu bắp và mùi tây. Tiếp tục nấu trên lửa nhỏ không đậy nắp trong 15 phút.

15. gà và tôm gumbo

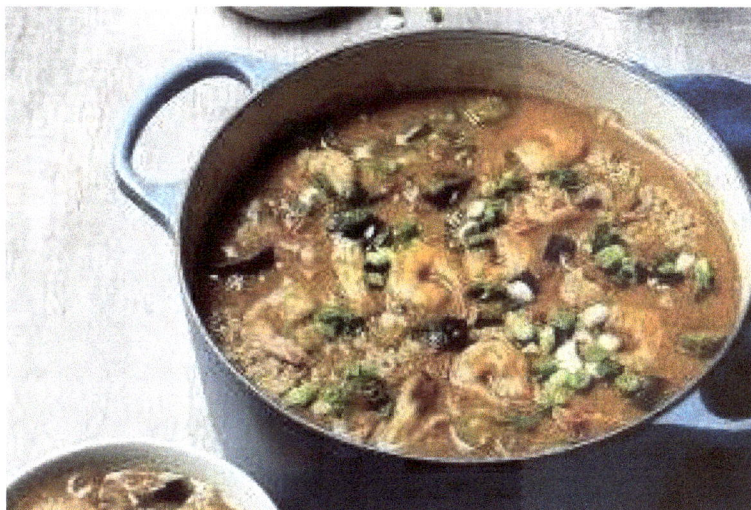

Làm cho: 4

THÀNH PHẦN:
- 2 muỗng canh dầu hạt cải
- ¼ chén bột mì đa dụng
- 1 củ hành vừa, thái hạt lựu
- 1 quả ớt chuông xanh, bỏ hạt và thái hạt lựu
- 2 cọng cần tây, thái hạt lựu
- 3 tép tỏi, băm nhỏ
- 1 muỗng canh húng tây tươi băm nhỏ
- ¼ đến ½ muỗng cà phê ớt cayenne
- ½ chén rượu trắng khô
- 1 lon (14 ounce) cà chua thái hạt lựu không thêm muối
- 2 cốc nước
- 1 (10-ounce) gói đậu bắp thái lát đông lạnh
- 4 ounce xúc xích andouille hun khói, thái hạt lựu
- 1 pound tôm vừa, bóc vỏ và bỏ chỉ
- 1½ pound ức gà nấu chín, thái hạt lựu

HƯỚNG DẪN:
a) Đun nóng dầu trong nồi kho lớn hoặc lò kiểu Hà Lan ở nhiệt độ trung bình cao. Thêm bột và nấu, khuấy liên tục.
b) Thêm hành tây, ớt chuông, cần tây và tỏi và nấu, thỉnh thoảng khuấy cho đến khi hành mềm, khoảng 5 phút.
c) Thêm cỏ xạ hương và cayenne và nấu thêm 1 phút nữa. Khuấy rượu và đun sôi, thỉnh thoảng khuấy.
d) Thêm cà chua với nước trái cây, nước và đậu bắp và đun nhỏ lửa, không đậy nắp, trong khoảng 15 phút. Thêm xúc xích và tôm vào, đun nhỏ lửa thêm khoảng 5 phút nữa.
e) Cho thịt gà đã nấu chín vào xào và tiếp tục đun nhỏ lửa, thỉnh thoảng khuấy đều cho đến khi gà chín và tôm có màu đục.

16. Đậu ăn liền & Gumbo nấm

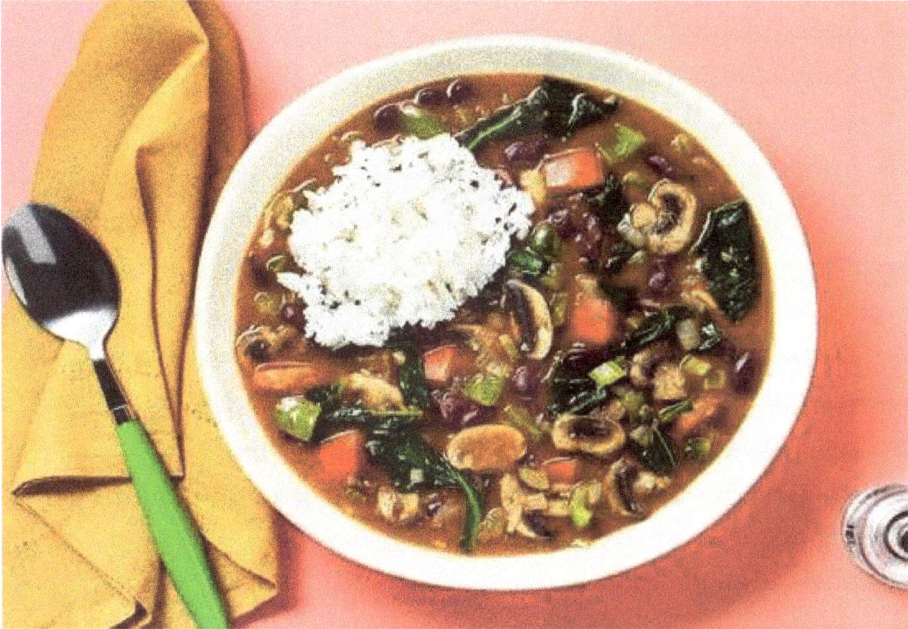

Làm cho: 4

THÀNH PHẦN:
- 3 tép tỏi, băm nhỏ
- 1 chén nấm, thái lát
- 1 chén đậu thận, ngâm qua đêm
- 1 quả ớt chuông, xắt nhỏ
- 2 muỗng canh nước sốt tamari
- 2 zucchini vừa, thái lát
- 2 chén nước dùng rau

HƯỚNG DẪN:
a) Thêm tất cả các thành phần vào nồi liền và khuấy đều.
b) Đậy nắp nồi và nấu ở nhiệt độ cao trong 8 phút,
c) Để áp suất xả tự nhiên trong 10 phút rồi xả bằng phương pháp xả nhanh.
d) Khuấy đều và phục vụ.

17. Gumbo Z'Herbes

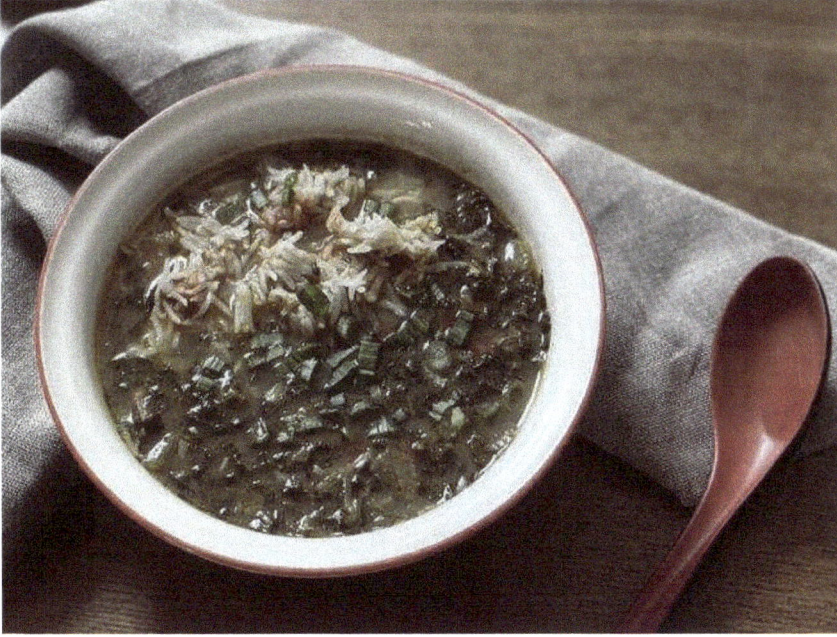

Làm cho 6 phần ăn

- 1/4 chén dầu ô liu
- 1 củ hành vừa, xắt nhỏ
- 1 quả ớt chuông xanh vừa, xắt nhỏ
- 1 xương sườn cần tây, xắt nhỏ
- 3 tép tỏi, băm nhỏ
- 1/4 chén bột mì đa dụng
- 1 (14,5-ounce) lon cà chua thái hạt lựu, để ráo nước
- 1 muỗng cà phê kinh giới khô
- 1/4 muỗng cà phê cayenne xay
- 7 chén nước luộc rau
- 4 chén rau bina tươi xắt nhỏ
- 4 chén cải xoăn xắt nhỏ
- 2 bó cải xoong vừa, bỏ cọng cứng, thái nhỏ
- 1 bó rau diếp xoăn vừa
- Muối và hạt tiêu đen mới xay
- 11/2 chén nấu chín hoặc 1 lon (15,5 ounce) đậu đỏ sẫm, để ráo nước và rửa sạch
- 1 muỗng cà phê nước sốt Tabasco, hoặc nếm thử
- 1/2 muỗng cà phê bột gumbo filé (tùy chọn)
- 3 chén gạo trắng hạt dài nấu nóng

a) Trong một nồi súp lớn, đun nóng dầu trên lửa vừa. Thêm hành tây, ớt chuông, cần tây và tỏi. Đậy nắp và nấu cho đến khi mềm, khoảng 10 phút.

b) Khuấy bột và nấu, khuấy liên tục, cho đến khi bột chuyển sang màu nâu, khoảng 10 phút. Khuấy cà chua, kinh giới, cayenne và nước dùng và đun sôi.

c) Thêm rau bina, cải xoăn, cải xoong và rau diếp xoăn. Giảm nhiệt xuống thấp, nêm muối và hạt tiêu đen cho vừa ăn, đun nhỏ lửa, thỉnh thoảng khuấy cho đến khi rau mềm, khoảng 20 phút.

d) Thêm đậu, rau mùi tây và Tabasco và nấu thêm 10 phút nữa.

e) Cho bột filé vào khuấy đều nếu muốn và bắc ra khỏi bếp.

f) Múc 1/2 chén cơm vào mỗi bát súp nông, múc kẹo cao su lên trên cơm và phục vụ.

18. Bờ biển vùng Vịnh Gumbo

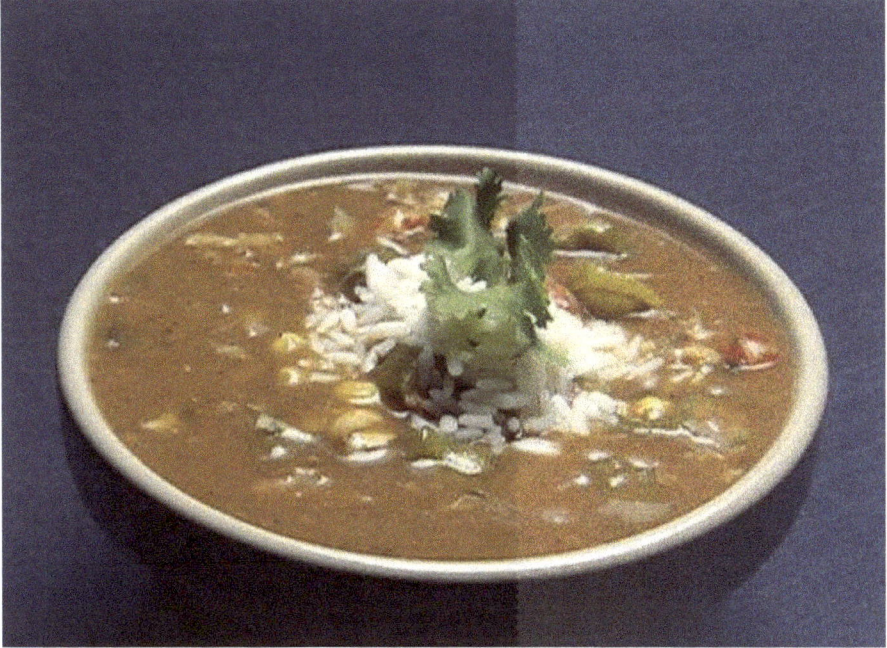

LÀM 8 PHẦN

THÀNH PHẦN:
- 1 chén dầu thực vật
- 1 ½ chén bột mì đa dụng
- 2 ½ chén hành tây xắt nhỏ
- 1 ½ chén cần tây xắt nhỏ
- 1 ½ chén ớt chuông xanh xắt nhỏ
- 3 muỗng canh tỏi băm nhỏ
- 1 muỗng cà phê Emeril's Original Essence hoặc gia vị Creole khác
- 1 ½ muỗng cà phê muối
- 1 muỗng cà phê tiêu đen mới xay
- ½ muỗng cà phê ớt cayenne
- 2 lá nguyệt quế
- 1 muỗng cà phê cỏ xạ hương khô
- 1 muỗng cà phê oregano khô
- 1 pound xúc xích hun khói, cắt thành những viên tròn dày ½ inch
- 1 pound cua gumbo, giảm một nửa
- 10 chén nước dùng tôm hoặc nước
- 1 pound đuôi tôm Louisiana nấu chín, với bất kỳ chất béo nào
- 1 pound tôm vùng Vịnh đã bóc vỏ và bỏ chỉ
- ½ chén hành lá xắt nhỏ, cộng với nhiều hơn để phục vụ
- 1/4 chén lá mùi tây tươi xắt nhỏ, cộng với nhiều hơn để phục vụ
- Cơm trắng hấp, để ăn kèm

HƯỚNG DẪN:
a) Đun nóng lò nướng lớn của Hà Lan hoặc nồi súp có đáy nặng ở nhiệt độ cao trong 1 phút. Cẩn thận thêm dầu và sau đó đánh bột trong. Giảm nhiệt xuống mức trung bình cao và khuấy bột liên tục, cạo từng chút một ở đáy chảo, cho đến khi roux chín vàng đều và có màu bơ đậu phộng sẫm màu, khoảng 15 phút. Nếu bột bắt đầu chuyển màu quá nhanh, hãy giảm nhiệt xuống mức trung bình. Điều quan trọng là phải xem roux và nấu cẩn thận để tránh bị cháy. Sau khi đạt được màu mong muốn, thêm hành tây, cần tây,

ớt chuông, tỏi, Tinh chất, muối, hạt tiêu, ớt cayenne, lá nguyệt quế, cỏ xạ hương, lá oregano và xúc xích. Tiếp tục nấu thêm 5–7 phút nữa hoặc cho đến khi rau mềm.

b) Thêm cua và kho vào lò Hà Lan và đun sôi. Giảm nhiệt xuống mức sôi đều và nấu cho đến khi các hương vị quyện lại với nhau và nước sốt sánh mịn như nhung, khoảng 2 giờ, thêm nước hoặc nước bổ sung nếu kẹo cao su trở nên quá đặc trong khi nấu. Độ dày của gumbo là vấn đề sở thích cá nhân. Một số người thích kẹo cao su đặc, trong khi những người khác lại thích kẹo cao su loãng, nhiều nước dùng. Thêm lượng chất lỏng cho phù hợp với sở thích của bạn.

c) Khi kẹo cao su có hương vị và độ dày vừa phải, cho tôm và tôm vào xào cùng và nấu cho đến khi tôm chín, lâu hơn 2–3 phút. Khuấy hành lá và rau mùi tây. Hương vị và điều chỉnh gia vị, nếu cần thiết.

d) Dọn kẹo cao su lên bát cơm trắng có thêm rau mùi tây và hành lá tùy thích.

19. Gà, Tôm và Tasso Gumbo

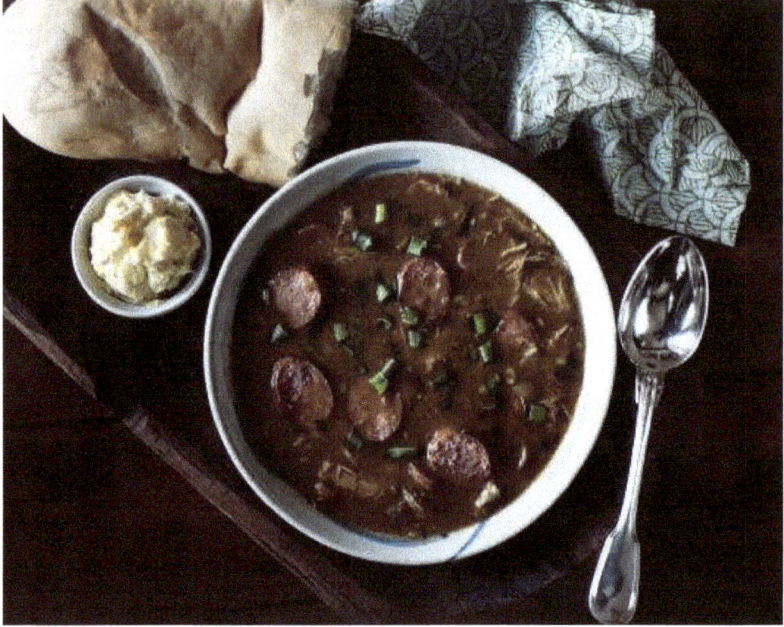

THÀNH PHẦN:
- 4 đùi gà không xương, cắt thành miếng 2 inch với da
- 2 muỗng cà phê muối kosher
- ½ muỗng cà phê ớt bột
- ½ muỗng cà phê tiêu đen mới xay
- 1 ½ chén dầu thực vật
- 2 1/4 chén bột mì đa dụng, chia
- 1 pound tasso thái hạt lựu
- 1 củ hành vừa, thái hạt lựu nhỏ
- 2 ớt poblano, thái hạt lựu nhỏ
- 1 jalapeño nhỏ, thái hạt lựu nhỏ
- 3 cọng cần tây, thái hạt lựu
- 4 tép tỏi, băm nhỏ
- 2–3 muỗng cà phê muối kosher (thêm 2 cái, nếm thử và thêm cái kia nếu cần)
- 1 ½ muỗng cà phê tiêu đen mới xay
- 1 muỗng cà phê ớt cayenne
- 1 muỗng cà phê ớt bột
- 1 muỗng cà phê cỏ xạ hương khô
- 1 muỗng cà phê bột filé
- 6 lá nguyệt quế
- 1 gallon nước dùng gà (hoặc nửa nước dùng tôm và nửa nước dùng gà)
- 1 pound tôm Louisiana bóc vỏ
- Nêm gà với muối, ớt bột và hạt tiêu.

HƯỚNG DẪN:

a) Đun nóng dầu trong nồi đáy nặng 2 gallon ở nhiệt độ trung bình cao; dầu sẽ kêu xèo xèo nhẹ khi đã sẵn sàng.

b) Lăn gà với ½ chén bột mì và chiên cả hai mặt trong dầu cho đến khi có màu vàng nâu nhạt, sau đó vớt ra giấy thấm dầu. Nó không cần phải được nấu chín vào thời điểm này. Thêm phần bột thừa khi nêm gà vào phần bột còn lại và thêm vào dầu. Khuấy trên lửa vừa trong khoảng 40 phút hoặc cho đến khi roux chuyển sang màu nâu đỏ đậm nhưng không quá đậm.

c) Sau khi roux đạt đến màu sắc phù hợp, thêm tasso, rau và tất cả các loại gia vị (để lại một ít muối, vì một số tasso cay hơn những loại khác) và nấu trong khoảng 4 phút.

d) Cho nước dùng vào khuấy đều và đun nhỏ lửa, nhớ khuấy đáy nồi khi kẹo cao su sôi để không bị dính. Đun nhỏ lửa trong khoảng 30 phút, hớt hết mỡ nổi lên trên mặt.

e) Lúc này cho thịt gà và tôm đã nấu chín vào và đun nhỏ lửa trong 45 phút nữa, vẫn hớt chất béo nổi lên trên.

f) Phục vụ ngay lập tức hoặc ngày hôm sau với một ít cơm trắng và một phần salad khoai tây kem. Chef Link nói, "Tôi thích nhúng món salad khoai tây của mình vào kẹo cao su."

20. Creole Gumbo

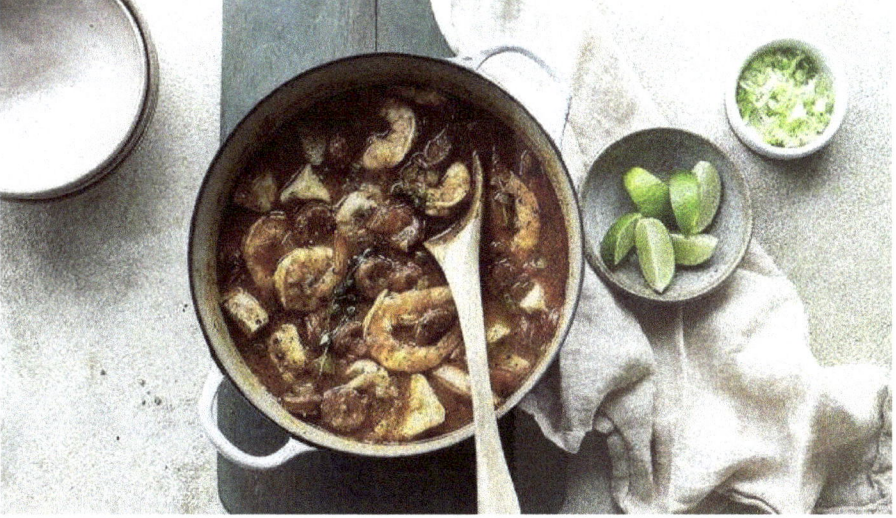

THÀNH PHẦN:
- ½ pound chaurice, cắt thành miếng vừa ăn
- ½ pound xúc xích hun khói, cắt miếng vừa ăn
- ½ pound thịt bò hầm
- ½ pound mề gà, xắt nhỏ
- 1 pound cua gumbo
- ½ chén dầu thực vật
- ½ chén bột mì đa dụng
- 2 củ hành lớn, xắt nhỏ
- 3 lít nước, hoặc nhiều hơn như mong muốn
- 8 cánh gà, cắt bỏ khớp và bỏ đầu
- ½ pound giăm bông hun khói, cắt thành miếng ½ inch
- 1 muỗng canh ớt bột
- 1 muỗng cà phê cỏ xạ hương khô
- 1 muỗng cà phê muối
- 3 tép tỏi, băm nhỏ
- 1 pound tôm vừa, bóc vỏ và bỏ chỉ
- 2 chục con hàu đã tách vỏ với rượu của chúng
- 1/4 chén mùi tây lá phẳng tươi xắt nhỏ
- 1 muỗng canh bột filé
- Gạo trắng hạt dài nấu chín, để phục vụ

HƯỚNG DẪN:

a) Đặt xúc xích, thịt bò, mề và cua vào một cái nồi lớn và nặng. Đậy nắp và nấu trên lửa vừa trong 30 phút, thỉnh thoảng khuấy. Bạn sẽ không cần thêm chất béo, vì thịt sẽ đủ để nấu ăn.

b) Trong khi thịt đang nấu, làm roux: làm nóng dầu trong chảo, thêm bột mì và khuấy liên tục trên lửa vừa cho đến khi roux mịn và có màu nâu sẫm. Thêm hành tây và nấu trên lửa nhỏ cho đến khi mềm. Đổ hết nước trong chảo vào nồi đựng thịt, trộn đều. Từ từ khuấy trong nước và đun sôi. Thêm cánh gà, giăm bông, ớt bột, húng tây, muối và tỏi vào, đảo nhẹ rồi vặn nhỏ lửa; đậy nắp và đun nhỏ lửa trong 45 phút. Nếu bạn thích gumbo mỏng hơn, hãy thêm nhiều nước hơn ngay bây giờ.

c) Thêm tôm và hàu và nấu thêm vài phút nữa — để ý xem tôm chỉ chuyển sang màu hồng và hàu cong lại — nếu lâu hơn thế, chúng sẽ trở nên dai. Bắc nồi ra khỏi bếp, cho mùi tây và bột filé vào khuấy đều rồi múc ra bát thưởng thức cùng cơm nóng.

21. Creole hải sản Gumbo

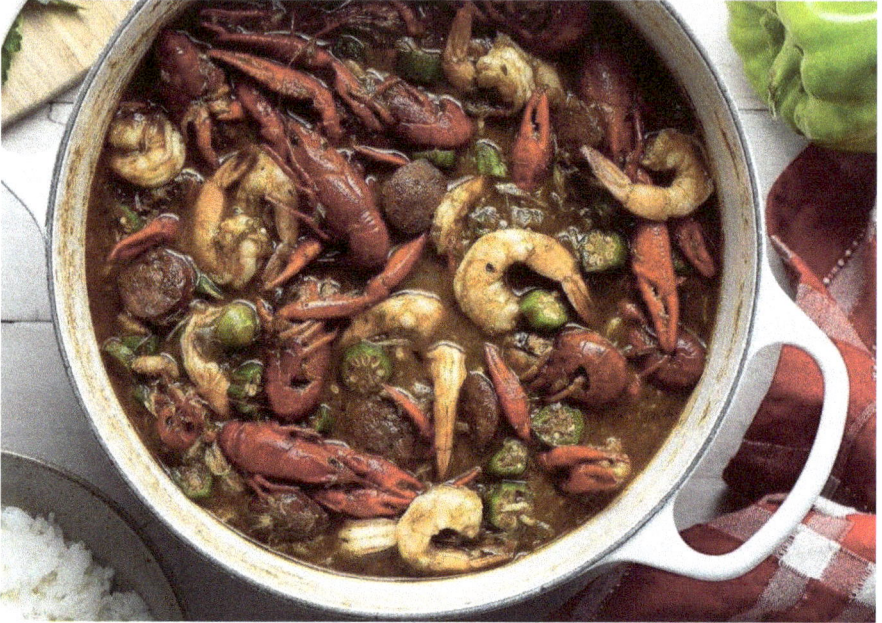

THÀNH PHẦN:
- 6 con cua xanh vừa hoặc cua gumbo đông lạnh, rã đông
- 2 ½ pound tôm còn nguyên vỏ
- 2 chục con hàu đã tách vỏ vừa và lớn với rượu của chúng
- 1 chén cộng với 1 muỗng canh dầu hạt cải hoặc dầu thực vật khác, chia
- 2 chén đậu bắp thái lát, tươi hoặc đông lạnh và rã đông
- 1 chén bột mì đa dụng
- 1 củ hành tây lớn, xắt nhỏ
- 1 bó hành lá, xắt nhỏ, tách riêng phần trắng và xanh
- 1 quả ớt chuông xanh, xắt nhỏ
- 2 nhánh cần tây, xắt nhỏ
- 4 tép tỏi lớn, băm nhỏ
- 2 quả cà chua tươi lớn trong mùa, gọt vỏ và cắt nhỏ, hoặc 1 (16-ounce) cà chua đóng hộp thái hạt lựu với nước ép
- 3 lá nguyệt quế
- 1 muỗng cà phê gia vị Ý
- Muối, hạt tiêu đen mới xay và gia vị Creole, để nếm thử
- 1/4 chén mùi tây lá phẳng băm nhỏ
- Gạo trắng hạt dài nấu chín, để phục vụ

HƯỚNG DẪN:
a) Chuẩn bị cua.

b) Bỏ đầu, lột vỏ và bỏ chỉ tôm, đặt đầu và vỏ vào nồi vừa. Thêm đủ nước để ngập vỏ ít nhất 2 inch và đun sôi. Đậy nắp, giảm nhiệt xuống thấp và đun nhỏ lửa trong 30 phút. Khi hơi nguội, lọc nước dùng vào cốc đo lớn và loại bỏ vỏ.

c) Lọc hàu và thêm rượu vào nước dùng tôm. Thêm đủ nước để tạo ra 7 hoặc 8 cốc chất lỏng vào thời điểm này (tùy thuộc vào độ đặc của kẹo cao su mà bạn thích). Kiểm tra hàu để tìm mảnh vỏ.

d) Đun nóng 1 muỗng canh dầu trong chảo rộng (không chống dính) và thêm đậu bắp. Xào trên lửa vừa, thỉnh thoảng khuấy, cho đến khi hết dính, khoảng 15 phút. Loại bỏ nhiệt.

e) Đun nóng dầu còn lại trong một cái nồi lớn, nặng trên lửa lớn; thêm bột và khuấy liên tục cho đến khi roux bắt đầu chuyển sang màu nâu. Giảm nhiệt xuống mức trung bình hoặc trung bình thấp và nấu, khuấy liên tục, cho đến khi roux có màu sô cô la đen.

f) Thêm hành tây, phần trắng của hành lá, ớt chuông và cần tây vào nấu, khuấy đều cho đến khi trong. Thêm tỏi và nấu thêm một phút nữa. Thêm cà chua và rượu hàu, nước dùng tôm và nước trộn đều cho đến khi đạt được hỗn hợp hơi đặc và mịn.

g) Thêm đậu bắp, cua, lá nguyệt quế, gia vị Ý và nêm muối, hạt tiêu và gia vị Creole; đậy nắp và đun nhỏ lửa trong 40 phút.

h) Thêm tôm và đun nhỏ lửa trong 5 phút nữa. Thêm hàu và đun nhỏ lửa cho đến khi chúng cuộn lại, khoảng 3 phút.

i) Tắt lửa, vớt lá nguyệt quế ra và cho phần lớn hành lá và rau mùi tây vào đảo đều, chừa lại một ít để trang trí. Dọn ra bát trên cơm. Cho từng miếng cua vào mỗi bát và trang trí với hành tây và mùi tây. Cung cấp bánh quy cua hoặc hạt cho chân.

22. Gà và Andouille Gumbo

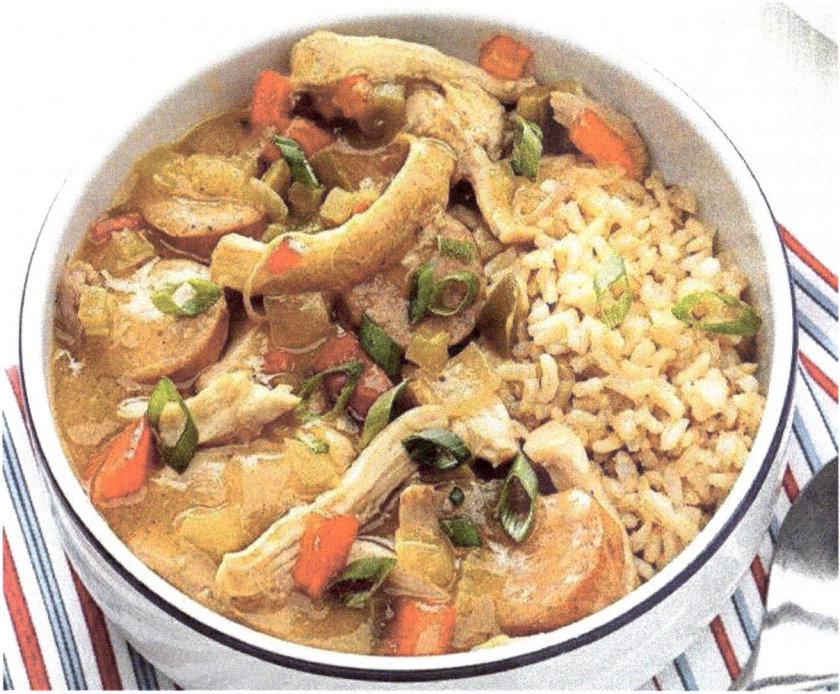

THÀNH PHẦN:
- 2 pound đùi gà không xương, cắt miếng vừa ăn, hoặc 1 con gà nguyên con, cắt miếng
- 1 pound xúc xích andouille, cắt thành miếng vừa ăn
- 2 muỗng canh cộng với ½ chén dầu thực vật, chia
- 3/4 chén bột mì đa dụng
- 1 củ hành tây lớn, xắt nhỏ
- 1 bó hành lá, xắt nhỏ, tách riêng phần trắng và xanh
- 1 quả ớt chuông xanh, xắt nhỏ
- 2 nhánh cần tây, xắt nhỏ
- 4 tép tỏi, băm nhỏ
- 6 chén nước dùng gà
- 2 lá nguyệt quế
- 1 muỗng cà phê gia vị Creole
- Muối và hạt tiêu đen mới xay, để nếm

1/3 chén mùi tây lá phẳng xắt nhỏ

HƯỚNG DẪN:
a) Gạo trắng hạt dài nấu chín, để phục vụ

b) Trong một cái nồi lớn, nặng, làm nâu gà và andouille trong 2 muỗng canh dầu. Lấy thịt ra khỏi nồi và đặt sang một bên.

c) Thêm dầu còn lại và bột vào nồi và khuấy liên tục trên lửa lớn cho đến khi roux bắt đầu chuyển sang màu nâu. Giảm nhiệt xuống mức trung bình hoặc trung bình thấp và nấu, khuấy liên tục, cho đến khi roux có màu sô cô la đen.

d) Thêm hành tây, phần trắng của hành lá, ớt chuông, cần tây và tỏi và xào trên lửa nhỏ trong khoảng 5 phút. Dần dần khuấy trong nước dùng gà. Thêm lá nguyệt quế và gia vị Creole và nêm muối và hạt tiêu; đậy nắp và nấu trong khoảng 45 phút đến 1 giờ.

e) Thêm ngọn hành lá và rau mùi tây và loại bỏ lá nguyệt quế. Dọn ra bát trên cơm với nước sốt nóng và bánh mì Pháp nóng.

23. Gumbo tôm và đậu bắp

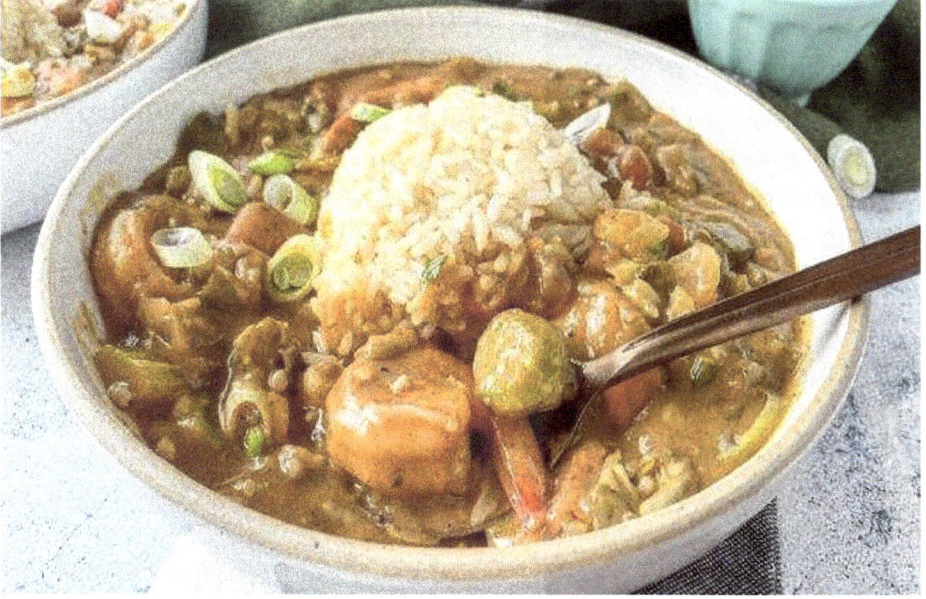

THÀNH PHẦN:
- 3 pound tôm vừa và nhỏ còn nguyên vỏ hoặc 1 ½ pound tôm đông lạnh đã bóc vỏ và rút chỉ, rã đông
- 1 pound đậu bắp tươi, cắt thành miếng 1/4 inch, hoặc đậu bắp cắt đông lạnh, rã đông
- 1 muỗng canh cộng với ½ chén dầu thực vật, chia
- ½ chén bột mì đa dụng
- 1 củ hành tây lớn, xắt nhỏ
- 1 bó hành lá, xắt nhỏ, tách riêng phần trắng và xanh
- 1 quả ớt chuông xanh, xắt nhỏ
- 2 nhánh cần tây, xắt nhỏ
- 3 tép tỏi lớn, băm nhỏ
- 1 lon (14,5 ounce) cà chua thái hạt lựu
- 2 lít nước dùng tôm hoặc nước
- 1 ½ muỗng cà phê gia vị Creole
- 2 lá nguyệt quế
- ½ thìa húng tây khô
- 1/4 chén mùi tây lá phẳng xắt nhỏ
- Gạo trắng hạt dài nấu chín, để phục vụ
- bánh mì Pháp

HƯỚNG DẪN:

a) Nếu dùng tôm tươi thì bỏ đầu, lột vỏ, bỏ đầu, cho cả vỏ và đầu vào nồi vừa. Thêm đủ nước để ngập vỏ ít nhất 2 inch và đun sôi. Đậy nắp, giảm nhiệt xuống thấp và đun nhỏ lửa trong 30 phút. Khi hơi nguội, lọc nước dùng vào cốc đo lớn và loại bỏ vỏ.

b) Nếu sử dụng đậu bắp tươi, hãy đun nóng 1 muỗng canh dầu trong chảo vừa đến lớn. Trên lửa vừa, nấu đậu bắp, thỉnh thoảng khuấy cho đến khi chất lỏng dai biến mất. Để qua một bên.

c) Đun nóng dầu còn lại trong một cái nồi lớn, nặng trên lửa lớn. Thêm bột và khuấy liên tục cho đến khi roux bắt đầu chuyển sang màu nâu. Giảm nhiệt xuống mức trung bình và nấu, khuấy liên tục, cho đến khi roux có màu sô cô la sữa. Thêm hành tây và phần trắng của hành lá và nấu, khuấy, cho đến khi hành bắt đầu caramen. Thêm ớt chuông và cần tây và nấu cho đến khi héo. Thêm tỏi và nấu thêm một phút nữa.

d) Thêm cà chua và dần dần khuấy trong kho hoặc nước. Thêm tất cả các gia vị trừ rau mùi tây, giảm nhiệt xuống thấp, đậy nắp và đun nhỏ lửa trong 30 phút. Thêm tôm và đun nhỏ lửa cho đến khi tôm chuyển sang màu hồng, khoảng 10 phút. Tắt bếp và thêm ngọn hành lá và rau mùi tây và loại bỏ lá nguyệt quế.

e) Dọn ra bát trên cơm nóng với bánh mì Pháp nóng.

24. Siêu Gumbo

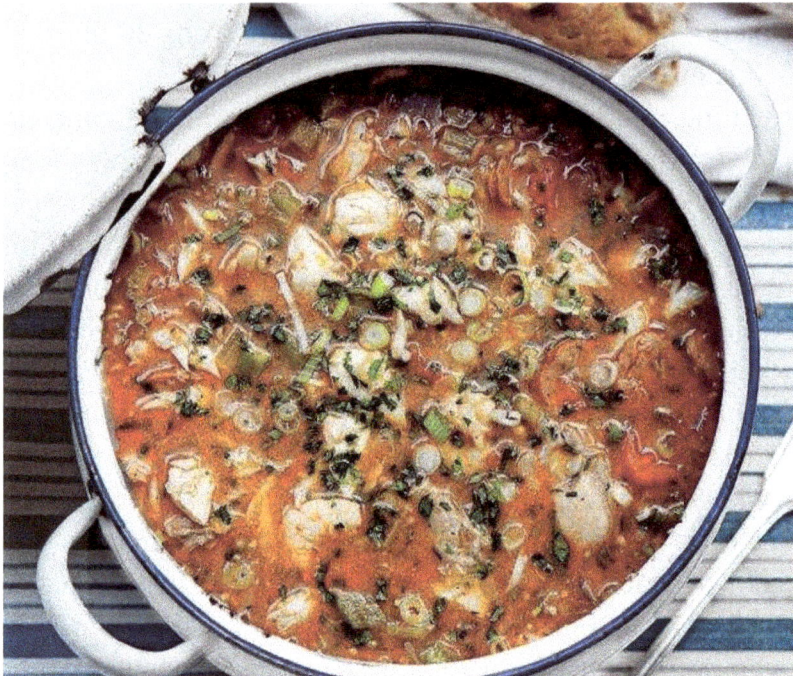

LÀM 10–12 PHẦN PHỤC VỤ

THÀNH PHẦN:
- 2 pound tôm còn nguyên vỏ
- 1 pound cua gumbo tươi hoặc đông lạnh, rã đông nếu đông lạnh
- 6 miếng thịt gà (như chân và đùi)
- Muối, hạt tiêu và gia vị Creole, để nếm thử
- 1 pound đậu bắp tươi, cắt thành miếng, hoặc đậu bắp cắt đông lạnh, rã đông
- 1 muỗng canh cộng với 1 chén dầu thực vật, chia
- 1 chén bột mì đa dụng
- 1 củ hành tây lớn, xắt nhỏ
- 1 bó hành lá, xắt nhỏ, tách riêng phần trắng và xanh
- 1 quả ớt chuông xanh, xắt nhỏ
- 2 nhánh cần tây, xắt nhỏ
- 4 tép tỏi, băm nhỏ
- ½ pound andouille hoặc xúc xích hun khói khác, cắt làm tư theo chiều dọc và thái lát dày 1/4 inch
- 2 quả cà chua tươi, thái hạt lựu, hoặc 1 lon cà chua thái hạt lựu (14,5 ounce)
- 2 muỗng canh tương cà chua
- 9 chén hải sản hoặc nước dùng gà, hoặc kết hợp cả hai
- 3 lá nguyệt quế
- ½ muỗng cà phê gia vị Creole
- 1 muỗng cà phê muối
- Một số lượt trên một nhà máy hạt tiêu đen
- 2 muỗng canh mùi tây lá phẳng xắt nhỏ
- Gạo trắng hạt dài nấu chín, để phục vụ

HƯỚNG DẪN:
a) Bỏ đầu, lột vỏ và bỏ chỉ tôm, đặt đầu và vỏ vào nồi vừa. Thêm đủ nước để ngập vỏ ít nhất 2 inch và đun sôi. Đậy nắp, giảm nhiệt và đun nhỏ lửa trong 30 phút. Khi hơi nguội, lọc nước dùng vào cốc đo lớn và loại bỏ vỏ.

b) Loại bỏ bất cứ thứ gì khác ngoài vỏ chứa thịt cua khỏi cua, để lại chân và phần mỡ màu vàng và cam. Nếu bất kỳ bộ phận nào của vỏ cần làm sạch, hãy làm như vậy bằng miếng bọt biển.

c) Rửa sạch và lau khô các miếng thịt gà và rắc nhiều muối, hạt tiêu và gia vị Creole.

d) Trong chảo vừa, đun nóng 1 muỗng canh dầu thực vật; thêm đậu bắp và nấu trên lửa lớn, khuấy thường xuyên cho đến khi nó bắt đầu hơi chuyển sang màu nâu. Giảm nhiệt xuống mức trung bình và tiếp tục nấu cho đến khi chất lỏng dính biến mất.

e) Trong một cái nồi lớn, đun nóng 2 muỗng canh dầu còn lại và cho các miếng gà vào rán vàng đều các mặt. Lấy gà ra và đặt sang một bên.

f) Thêm dầu còn lại và bột vào nồi và khuấy trên lửa lớn cho đến khi roux chuyển sang màu nâu nhạt. Giảm nhiệt xuống mức trung bình và nấu, khuấy liên tục, cho đến khi roux có màu nâu sẫm (màu của bơ đậu phộng hoặc hơi đậm hơn). Hãy cẩn thận để không đốt cháy nó.

g) Thêm hành tây, phần trắng của hành lá, ớt chuông và cần tây vào nấu, khuấy đều cho đến khi trong. Thêm tỏi và nấu thêm một phút nữa. Thêm xúc xích, cà chua và bột cà chua và nấu thêm 5 phút nữa. Dần dần khuấy trong kho.

h) Thêm tất cả các gia vị trừ rau mùi tây. Đun sôi, sau đó giảm nhiệt để đun nhỏ lửa. Đậy nắp và nấu trong khoảng 1 giờ 20 phút, thỉnh thoảng khuấy và hớt chất béo ra khỏi đầu. Thêm ngọn tôm, mùi tây và hành lá, vặn lửa lớn và nấu trong vài phút cho đến khi tôm chuyển sang màu hồng. Nếm để điều chỉnh gia vị và loại bỏ lá nguyệt quế.

i) Dọn ra bát trên cơm đã nấu chín.

25. Cajun Hen Gumbo

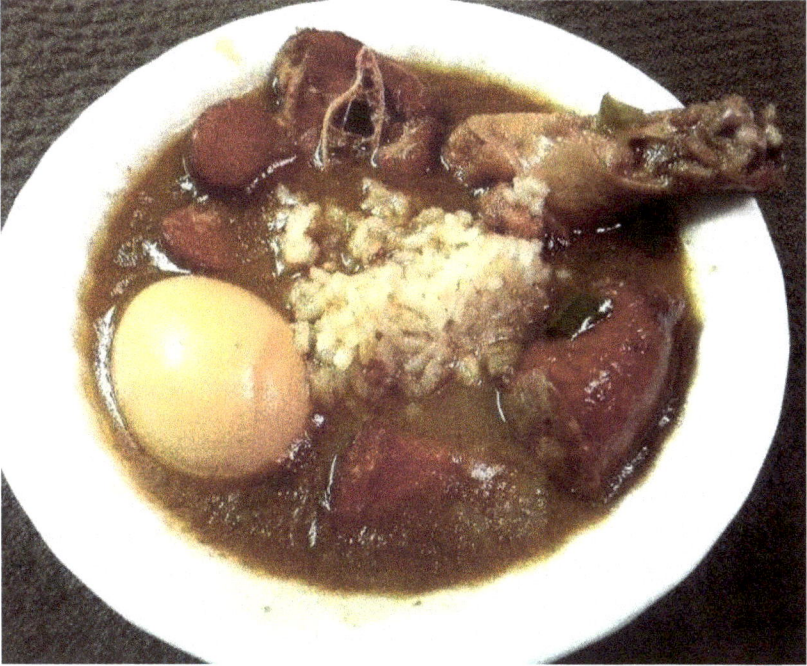

LÀM 6–8 PHẦN PHỤC VỤ

THÀNH PHẦN:
- 1 (5 đến 6 pound) gà mái
- Muối, hạt tiêu đen mới xay và ớt cayenne, để nếm
- 3/4 chén dầu thực vật, chia
- ½ pound xúc xích andouille, cắt thành miếng ½ inch
- ½ pound tasso, cắt thành miếng ½ inch
- 3/4 chén bột mì đa dụng
- 2 củ hành vừa, xắt nhỏ
- 6 củ hành lá, xắt nhỏ, tách phần trắng và xanh
- 1 quả ớt chuông xanh, xắt nhỏ
- 3 nhánh cần tây, xắt nhỏ
- 1 muỗng canh tỏi băm
- 6 ½ chén nước dùng gà hoặc nước, hoặc kết hợp cả hai
- 3 lá nguyệt quế
- Gia vị Creole, để nếm thử
- 3 muỗng canh rau mùi tây lá phẳng
- Gạo trắng hạt dài nấu chín, để phục vụ

HƯỚNG DẪN:
a) Cắt con gà mái thành từng miếng như bạn sẽ cắt một con gà. Vì ức to nên cắt làm 3 miếng. Sử dụng xương sống và tất cả các món nội tạng, ngoại trừ gan. Rửa sạch, lau khô và rắc đều muối và tiêu lên tất cả các mặt.

b) Sử dụng một cái nồi rất lớn, nặng, đun nóng 1/4 chén dầu và cho gà vào rán vàng đều các mặt. Lấy gà ra khỏi nồi và đặt sang một bên.

c) Thêm dầu còn lại và bột vào nồi và khuấy liên tục trên lửa lớn cho đến khi roux chuyển sang màu nâu nhạt. Giảm nhiệt xuống mức trung bình và nấu, khuấy liên tục, cho đến khi roux có màu nâu sẫm (màu của sô cô la sữa hoặc đậm hơn một chút).

d) Giảm nhiệt thấp; thêm hành tây, phần trắng của hành lá, ớt chuông, cần tây và tỏi và xào cho đến khi trong mờ. Dần dần khuấy trong kho và / hoặc nước. Thêm lá nguyệt quế và nêm gia vị Creole, đậy nắp và đun nhỏ lửa trong 3 giờ, thỉnh thoảng khuấy. Khi nấu kẹo cao su, hớt bớt mỡ trên bề mặt. Bạn có thể tách béo tới 1 cốc chất béo.

e) Khi mướp đã chín và gà mềm, vớt lá nguyệt quế ra và cho hành lá và mùi tây vào đảo đều. Dọn ra bát trên cơm.

26. chim cút Gumbo

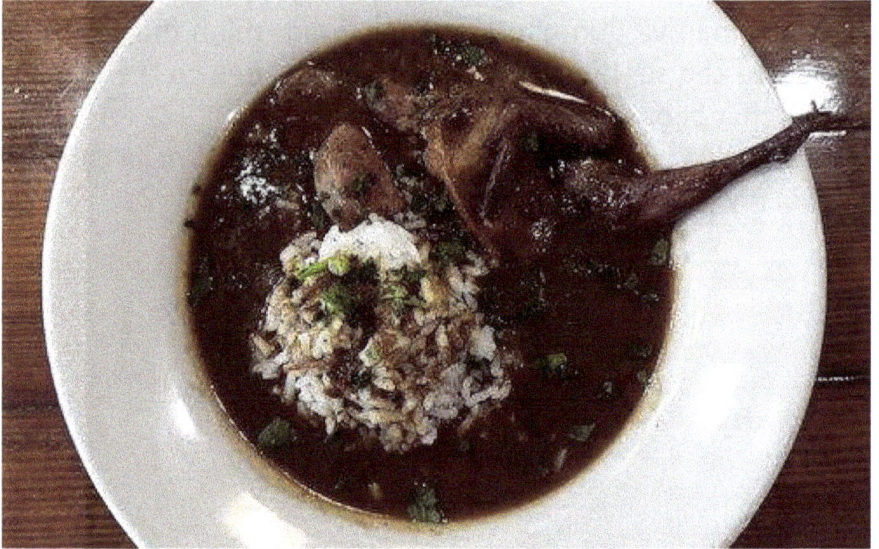

THÀNH PHẦN:
- 8 con chim cút tươi hoặc đông lạnh, rã đông
- Muối và hạt tiêu đen mới xay, để nếm
- 1 pound boudin hoặc khoảng 4 chén jambalaya tự làm
- 3/4 chén dầu thực vật
- 3/4 chén bột mì đa dụng
- 1 củ hành tây lớn, xắt nhỏ
- 3 củ hành lá, xắt nhỏ, tách phần trắng và xanh
- 1 quả ớt chuông xanh, xắt nhỏ
- 4 tép tỏi lớn, băm nhỏ
- 1/4 pound tasso hoặc xúc xích andouille (hoặc hun khói khác), cắt thành miếng vừa ăn
- 2 muỗng canh tương cà chua
- 6 chén nước dùng gà tự làm hoặc đóng hộp
- 1 muỗng cà phê cỏ xạ hương khô
- 3 lá nguyệt quế
- ½ muỗng cà phê gia vị Creole
- ½ muỗng cà phê muối cần tây
- 3 muỗng canh rau mùi tây lá phẳng

HƯỚNG DẪN:
a) Rửa sạch chim cút và loại bỏ những chiếc lông còn sót lại. Lau khô và nêm muối và hạt tiêu trong và ngoài. Nếu sử dụng boudin, hãy loại bỏ nó khỏi vỏ bọc. Nhồi từng con chim cút với khoảng 4 muỗng canh boudin hoặc jambalaya và buộc dây xung quanh từng con chim cút từ sau ra trước, bắt chéo hai chân để giữ nhân.

b) Trong một cái nồi rộng, nặng, đun nóng 3 muỗng canh dầu và cẩn thận cho chim cút vào rán vàng đều các mặt, di chuyển chúng để da không bị dính. Lấy chim cút ra khỏi nồi và đặt sang một bên.

c) Thêm dầu còn lại và bột vào nồi và khuấy liên tục trên lửa vừa cao cho đến khi roux bắt đầu chuyển sang màu nâu. Giảm nhiệt xuống mức trung bình và nấu, khuấy liên tục, cho đến khi roux có màu bơ đậu phộng.

d) Giảm nhiệt xuống thấp và thêm hành tây và phần trắng của hành lá, làm caramen trong khoảng 5 phút. Thêm ớt chuông và nấu cho đến khi héo. Thêm tỏi và nấu thêm 1 phút nữa. Thêm bột cà chua và tasso và nấu thêm vài phút nữa. Dần dần khuấy trong kho, tiếp theo là tất cả các gia vị trừ ngọn hành lá và rau mùi tây. Đun sôi rồi giảm nhiệt xuống mức trung bình thấp.

e) Cho chim cút trở lại nồi, đậy nắp và đun nhỏ lửa trong 30 phút. Khi hoàn thành, thêm ngọn hành lá và loại bỏ lá nguyệt quế.

f) Để phục vụ, đặt 1 con chim cút vào mỗi bát gumbo và rắc rau mùi tây.

27. Gumbo z'Herbes

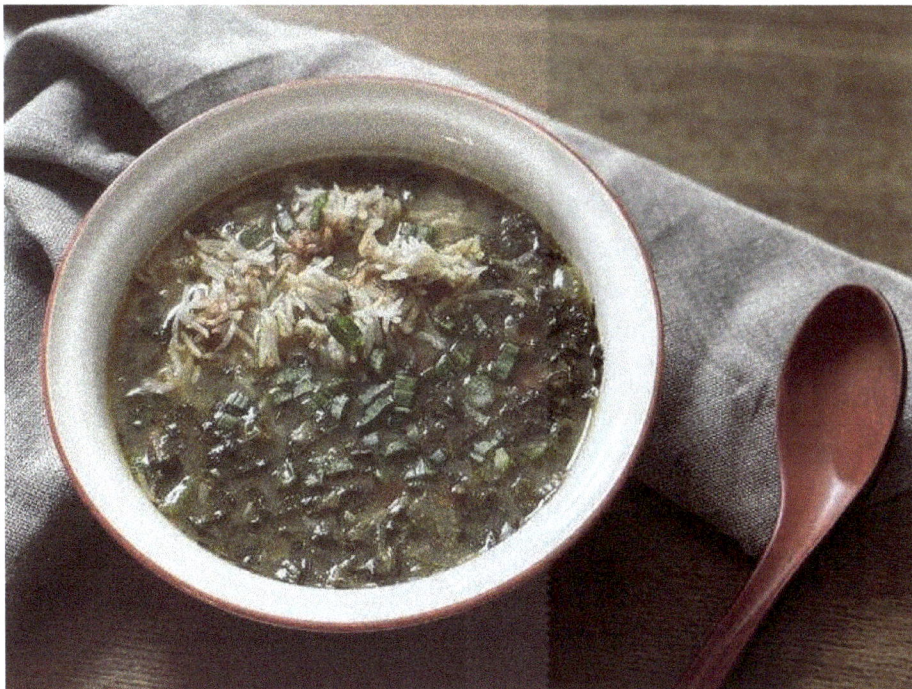

LÀM 8 PHẦN

THÀNH PHẦN:
- 1 xương giăm bông nhỏ hoặc ½ pound thịt xông khói
- 1 pint hàu bóc vỏ với rượu của họ
- ½ chén dầu thực vật
- ½ chén bột mì đa dụng
- 1 củ hành tây lớn, xắt nhỏ
- 3 củ hành xanh, xắt nhỏ
- 3 nhánh cần tây, xắt nhỏ
- 3 tép tỏi, băm nhỏ
- ½ muỗng cà phê gia vị Creole
- 3 lá nguyệt quế
- ½ thìa húng tây khô
- 1 muỗng canh đường
- 2 chén rau mù tạt đã làm sạch và xắt nhỏ
- 2 chén rau củ cải đã làm sạch và xắt nhỏ
- 4 chén rau cải xanh đã làm sạch và xắt nhỏ
- 4 chén rau bina
- 1 bó mùi tây lá phẳng
- ½ bắp cải nhỏ, xắt nhỏ hoặc cắt nhỏ
- 2 cốc endive, xé thành từng mảnh
- Muối và hạt tiêu đen mới xay, để nếm
- Gạo trắng hạt dài nấu chín, để phục vụ

HƯỚNG DẪN:

a) Nếu sử dụng xương giăm bông, hãy ninh trong nồi lớn với 2 lít nước, đậy nắp trong 2 giờ hoặc cho đến khi thịt sắp rơi ra khỏi xương. Khi đủ nguội để cầm, lấy thịt ra khỏi xương và để sang một bên. Bỏ xương và để dành nước dùng (bạn sẽ cần khoảng 7 cốc).

b) Lọc hàu, để riêng rượu và kiểm tra các mảnh vỏ. Bạn nên có khoảng ½ chén rượu.

c) Trong một cái nồi nặng, rất lớn, trộn dầu và bột mì và khuấy trên lửa lớn cho đến khi roux bắt đầu chuyển sang màu nâu. Giảm nhiệt xuống mức trung bình và nấu, khuấy liên tục, cho đến khi roux có màu sô cô la sữa. Ngay lập tức thêm hành tây và đun nhỏ lửa cho đến khi caramen. Thêm cần tây và tỏi và đun nhỏ lửa thêm một phút nữa.

d) Khuấy nước dùng giăm bông đã để sẵn, rượu hàu (khoảng ½ cốc), gia vị Creole, lá nguyệt quế, cỏ xạ hương, đường, giăm bông hoặc giăm bông đã để riêng, rau xanh và nêm muối và tiêu. Đun nhỏ lửa, đậy nắp, trong khoảng 1 giờ. Thêm hàu và nấu cho đến khi chúng cuộn lại, khoảng 1 phút. Hương vị và điều chỉnh các gia vị. Tắt lửa và loại bỏ lá nguyệt quế.

e) Phục vụ trong bát súp trên cơm.

28. Tập tin Gumbo

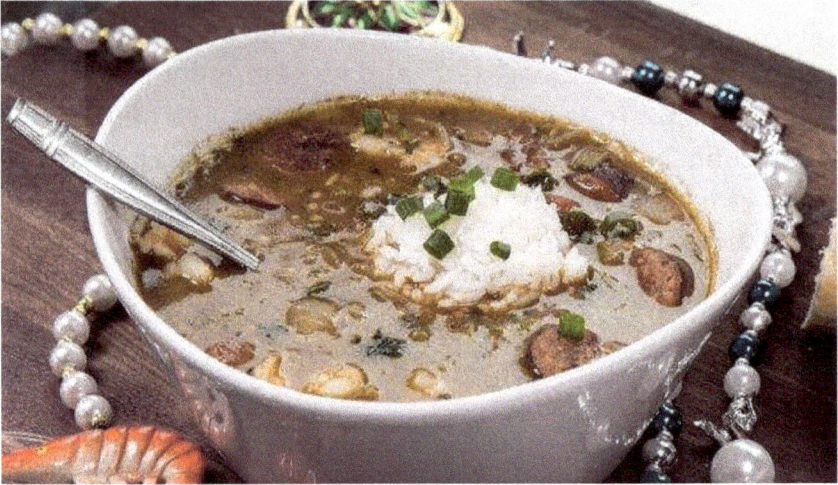

LÀM 6–8 PHẦN PHỤC VỤ

THÀNH PHẦN:
- 2 pound tôm còn nguyên vỏ
- ½ chén dầu thực vật hoặc thịt xông khói nhỏ giọt
- ½ chén bột mì đa dụng
- 1 củ hành tây, xắt nhỏ
- 1 quả ớt chuông xanh, xắt nhỏ
- 3 tép tỏi, băm nhỏ
- 2 muỗng canh tương cà chua
- 2 lá nguyệt quế
- ½ muỗng cà phê muối, hoặc nếm thử
- ½ muỗng cà phê hạt tiêu đen mới xay, hoặc nếm thử
- ½ muỗng cà phê ớt cayenne, hoặc nếm thử
- 2 muỗng canh bột filé
- 1 pound thịt cua jumbo
- Gạo trắng hạt dài nấu chín, để phục vụ

HƯỚNG DẪN:
a) Bỏ đầu, lột vỏ và bỏ chỉ tôm, đặt đầu và vỏ vào nồi vừa. Thêm đủ nước để ngập vỏ ít nhất 2 inch và đun sôi. Đậy nắp, giảm nhiệt và đun nhỏ lửa trong 30 phút. Khi hơi nguội, lọc nước dùng vào cốc đo lớn và loại bỏ vỏ. Nếu cần, thêm đủ nước vào kho để tạo thành 5 cốc chất lỏng. Để qua một bên.

b) Trong một cái nồi lớn, nặng, kết hợp dầu và bột mì. Khuấy liên tục trên lửa lớn cho đến khi bột bắt đầu chuyển sang màu nâu. Giảm nhiệt xuống mức trung bình và khuấy liên tục cho đến khi roux chuyển sang màu nâu sẫm.

c) Thêm hành tây và ớt chuông và nấu cho đến khi héo. Thêm tỏi và nấu thêm một phút nữa. Khuấy bột cà chua và đun nhỏ lửa trong 5 phút, thỉnh thoảng khuấy. Dần dần khuấy trong kho tôm. Thêm tất cả các gia vị ngoại trừ filé, đậy nắp và đun trên lửa nhỏ trong 30 phút.

d) Thêm tôm và tiếp tục nấu trong 3 phút nếu tôm nhỏ hoặc 7 phút nếu tôm lớn. Tắt lửa. Nếu bạn đang phục vụ tất cả kẹo cao su ngay lập tức, hãy thêm filé và trộn đều. (Nếu không, hãy để dành filé để cho vào từng bát riêng.) Cho thịt cua vào khuấy nhẹ.

e) Cho ra bát ăn cùng cơm nóng. Nếu bạn chưa thêm filé, hãy thêm ½–3/4 thìa cà phê vào mỗi bát, tùy thuộc vào kích thước của bát.

29. Gumbo cá da trơn

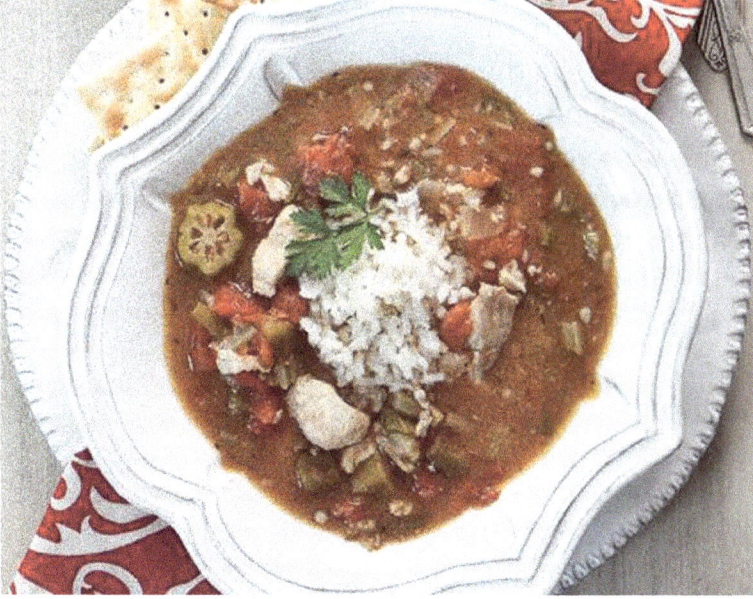

THÀNH PHẦN:

- 3 pound cốm cá da trơn, chia
- ½ chén canola hoặc dầu thực vật khác
- ½ chén bột mì đa dụng
- 1 củ hành tây lớn, xắt nhỏ, bóc vỏ và để riêng
- 1 quả ớt chuông xanh, xắt nhỏ, để riêng hạt và thịt vụn
- 2 nhánh cần tây, xắt nhỏ
- 6 củ hành lá, xắt nhỏ, tách phần trắng và xanh
- 3 tép tỏi lớn, băm nhỏ
- 1 (10-ounce) lon cà chua Ro-tel nguyên bản với ớt
- 2 chén cà chua thái hạt lựu tươi hoặc đóng hộp
- 3 ly nước dùng
- ½ chén rượu trắng
- 3 lá nguyệt quế
- ½ thìa húng tây khô
- 1 muỗng cà phê nước cốt chanh tươi
- ½ muỗng cà phê nước sốt Worrouershire
- 1 ½ muỗng cà phê gia vị Creole
- Muối và hạt tiêu mới xay, để nếm
- 2 muỗng canh mùi tây lá phẳng xắt nhỏ
- Gạo trắng hạt dài nấu chín, để phục vụ

HƯỚNG DẪN:

a) Cắt 2 pound cốm cá da trơn thành những khối vuông 1 inch và đặt sang một bên. Cho số cốm còn lại vào một cái nồi nhỏ với 4 cốc nước và các loại rau củ vụn để làm nước dùng. Đậy nắp và đun nhỏ lửa trong 45 phút. Lọc cổ phiếu vào một cốc đo lớn và loại bỏ chất rắn.

b) Đun nóng dầu trong một cái nồi lớn, nặng. Thêm bột mì và khuấy liên tục trên lửa vừa để tạo ra màu đỏ sẫm vừa phải của bơ đậu phộng. Thêm hành tây, phần trắng của hành lá, ớt chuông và cần tây và nấu cho đến khi héo. Thêm tỏi và nấu thêm 1 phút nữa.

c) Thêm cà chua, 3 cốc nước dùng, rượu, lá nguyệt quế, cỏ xạ hương, nước cốt chanh, sốt Worrouershire, gia vị Creole và nêm muối và tiêu. Đun sôi. Giảm nhiệt, đậy nắp và đun nhỏ lửa trong 30 phút, thỉnh thoảng khuấy.

d) Thêm cá da trơn và đun sôi. Giảm nhiệt và đun nhỏ lửa cho đến khi cá chín, khoảng 5 phút. Loại bỏ lá nguyệt quế và thêm rau mùi tây và hành lá. Đậy nắp và để gumbo nghỉ ngơi trong một giờ hoặc lâu hơn.

e) Hâm nóng kẹo cao su và dọn ra bát trên cơm.

30. Bắp cải Gumbo

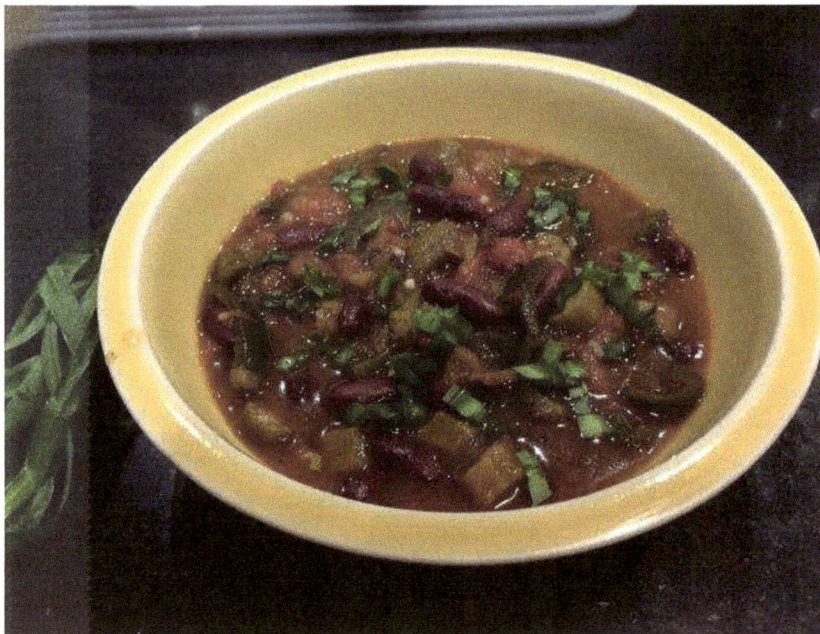

LÀM 4–6 PHẦN PHỤC VỤ

THÀNH PHẦN:
- 1 bắp cải lớn (khoảng 3 pounds)
- 4 lát thịt xông khói dày
- 1/4 chén dầu thực vật (nhiều hơn hoặc ít hơn nếu cần)
- ½ chén bột mì đa dụng
- 1 củ hành tây, xắt nhỏ
- 1 quả ớt chuông xanh, xắt nhỏ
- 2 nhánh cần tây, xắt nhỏ
- 3 tép tỏi lớn, băm nhỏ
- Muối và hạt tiêu đen mới xay, để nếm
- 1 muỗng cà phê đường
- 3 lá nguyệt quế
- 1 muỗng cà phê gia vị Creole
- 8 cốc nước
- 1 (10-ounce) lon cà chua Ro-tel nguyên bản với ớt xanh
- 2 chân giò hun khói nhỏ
- Gạo trắng hạt dài nấu chín, để phục vụ

HƯỚNG DẪN:
a) Cắt bắp cải thành miếng vừa ăn; rửa sạch, để ráo nước và đặt sang một bên.

b) Trong một cái nồi lớn, nặng, nấu thịt xông khói cho đến khi giòn. Lấy thịt xông khói ra khỏi nồi và đặt trước. Cẩn thận đổ mỡ thịt xông khói vào một cốc đo lớn và thêm đủ dầu để tạo thành ½ cốc. Cho mỡ trở lại chảo và thêm bột mì; khuấy liên tục trên lửa vừa để tạo ra một loại roux màu nâu nhạt hoặc màu bơ.

c) Thêm hành tây, ớt chuông và cần tây và xào cho đến khi héo. Thêm tỏi và xào thêm một phút nữa. Khuấy các thành phần còn lại và bắp cải và đun sôi. Giảm nhiệt, đậy nắp và đun nhỏ lửa trong 1 giờ, thỉnh thoảng khuấy.

d) Dọn ra bát trên cơm và rắc thịt xông khói để riêng lên trên. Phục vụ nước sốt nóng ở bên cạnh.

31. Thổ Nhĩ Kỳ Gumbo

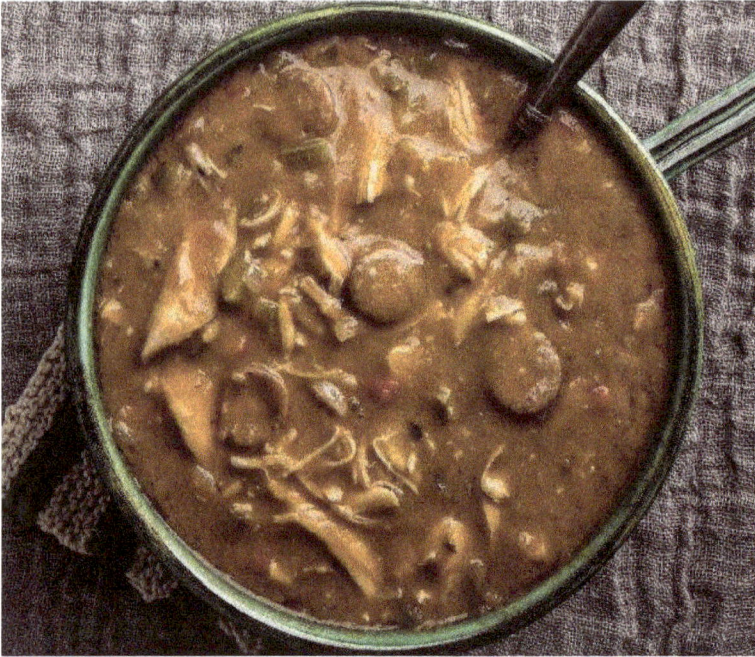

LÀM 6–8 PHẦN PHỤC VỤ

THÀNH PHẦN:
- 1 hoặc nhiều xác gà tây và gà tây còn sót lại
- ½ chén dầu thực vật
- ½ chén bột mì đa dụng
- 1 củ hành tây, xắt nhỏ
- 1 bó hành lá, xắt nhỏ
- 3 nhánh cần tây, xắt nhỏ
- 3 tép tỏi, băm nhỏ
- Nước thịt gà tây còn sót lại (tùy chọn)
- 2 lá nguyệt quế
- ½ thìa húng tây khô
- Muối, gia vị Creole và hạt tiêu đen mới xay, để nếm thử
- ½ pound xúc xích andouille (hoặc hun khói khác), cắt thành miếng vừa ăn
- 1 pint hàu bóc vỏ (tùy chọn)
- 3 muỗng canh rau mùi tây lá phẳng
- Gạo trắng hạt dài nấu chín, để phục vụ

HƯỚNG DẪN:
a) Loại bỏ bất kỳ thịt nào khỏi thân thịt gà tây. Cắt thành khối, cùng với gà tây còn sót lại. Để qua một bên.

b) Cho xương gà tây vào nồi kho, ngập nước và đun sôi. Giảm nhiệt xuống thấp, đậy nắp và đun nhỏ lửa trong 1 giờ. Khi đủ nguội để xử lý, lọc nước dùng vào một cốc đo lớn và loại bỏ xương. Nếu sử dụng hàu, hãy lọc rượu hàu vào kho. Nếu cần, hãy thêm nước để tạo ra ít nhất 8 cốc chất lỏng. Để qua một bên.

c) Trong một cái nồi lớn, nặng, đun nóng dầu trên lửa vừa và cao. Thêm bột và khuấy liên tục cho đến khi roux bắt đầu chuyển sang màu nâu. Giảm nhiệt xuống mức trung bình và nấu, khuấy liên tục, cho đến khi roux có màu bơ đậu phộng.

d) Thêm hành tây và cần tây và đun trên lửa nhỏ cho đến khi trong suốt. Thêm tỏi và nấu thêm một phút nữa. Thêm 8 cốc nước dùng (hoặc nhiều hơn nếu bạn thích kẹo cao su loãng hơn; nếu bạn còn nước sốt gà tây còn sót lại, hãy thêm vào lúc này).

e) Thêm tất cả gia vị (trừ mùi tây) và xúc xích; đậy nắp và đun nhỏ lửa trong 30 phút. Thêm thịt gà tây và hàu, nếu dùng, và nấu cho đến khi hàu cuộn lại, trong 1–2 phút. Loại bỏ lá nguyệt quế và điều chỉnh gia vị. Thêm rau mùi tây và phục vụ trong bát trên cơm.

32. Roux-less Gumbo

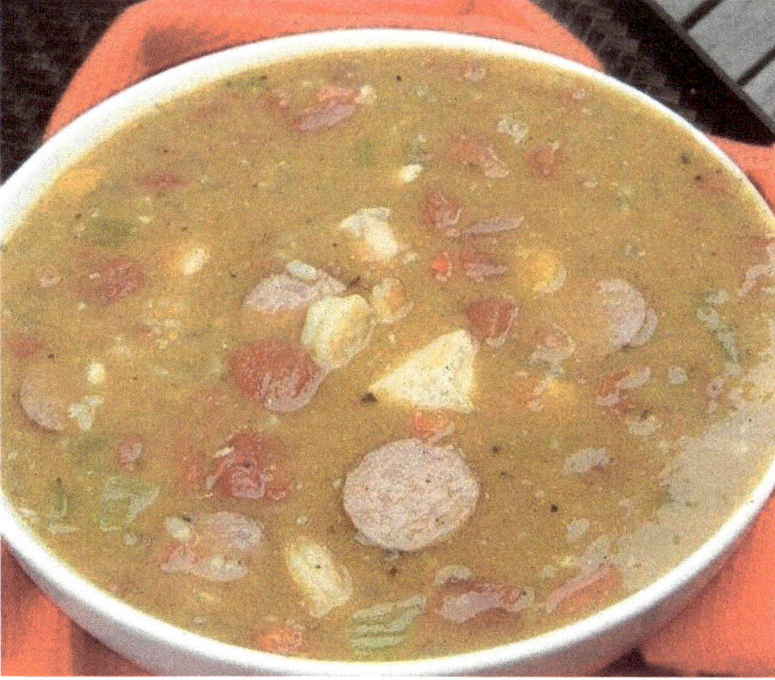

THÀNH PHẦN:
- 2 pound tôm cỡ vừa còn nguyên vỏ hoặc 1 pound tôm đông lạnh đã bóc vỏ và bỏ đầu, rã đông
- 3 chén đậu bắp tươi thái lát hoặc 3 chén đậu bắp cắt đông lạnh, rã đông
- 1 pound đùi gà không xương, cắt thành miếng 1 inch
- Gia vị Creole để rắc gà cộng với ½ muỗng cà phê
- 1 muỗng cà phê cộng với 3 muỗng canh dầu thực vật
- 1 củ hành tây lớn, xắt nhỏ
- 1 quả ớt chuông xanh, xắt nhỏ
- 1 bó hành lá, xắt nhỏ, tách riêng phần xanh và trắng
- 2 nhánh cần tây, xắt nhỏ
- 3 tép tỏi, băm nhỏ
- 1 (15-ounce) lon cà chua nghiền
- 4 chén nước dùng tôm và/hoặc gà
- ½ muỗng cà phê muối
- 10 lần xay trên cối xay tiêu đen
- 1 muỗng cà phê muối cần tây
- 1 muỗng canh mùi tây lá phẳng xắt nhỏ
- 1 muỗng canh bột filé
- Gạo trắng hạt dài nấu chín, để phục vụ

HƯỚNG DẪN:
a) Nếu dùng tôm tươi thì bỏ đầu và vỏ, xẻ dọc thân tôm. Đặt vỏ và đầu vào nồi vừa, thêm đủ nước ngập vỏ ít nhất 2 inch và đun sôi. Đậy nắp, giảm nhiệt xuống thấp và đun nhỏ lửa trong 30 phút. Khi hơi nguội, lọc nước dùng vào cốc đo lớn và loại bỏ vỏ. Bạn sẽ cần 4 cốc nước dùng. Dự trữ phần còn lại để sử dụng sau này.

b) Đun nóng 1 muỗng cà phê dầu trong chảo trên lửa vừa và thêm đậu bắp. Nấu, đảo thường xuyên cho đến khi đậu bắp loại bỏ hết nhớt. Để qua một bên.

c) Rắc gia vị Creole lên tất cả các mặt gà. Đun nóng phần dầu còn lại trong nồi lớn, nặng và cho từng miếng gà vào chiên vàng đều các mặt trong 2 mẻ. Dọn gà ra đĩa.

d) Thêm hành tây, phần trắng của hành lá, ớt chuông và cần tây vào nồi và xào cho đến khi trong. Thêm tỏi và xào thêm một phút nữa.

e) Cho gà trở lại nồi và thêm đậu bắp, cà chua, nước dùng, gia vị Creole còn lại, muối, hạt tiêu và muối cần tây. Đậy nắp và đun nhỏ lửa trong 30 phút.

f) Thêm tôm, ngọn hành lá và rau mùi tây và nấu thêm 5–10 phút hoặc cho đến khi tôm chỉ còn màu hồng. Thêm filé vào nồi nếu bạn định phục vụ tất cả kẹo cao su. Dọn ra bát trên cơm. Nếu bạn chưa thêm filé, hãy thêm ½–3/4 thìa cà phê vào mỗi bát.

33. Vịt và Andouille Gumbo

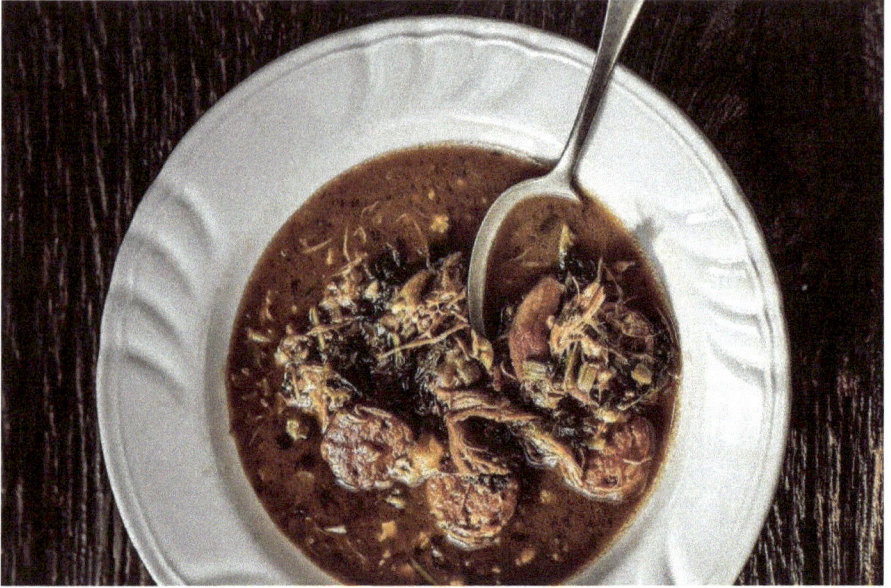

THÀNH PHẦN:
- Vịt con 1 (6 pound)
- 2 củ hành tây, 1 phần tư và phần còn lại xắt nhỏ
- 4 nhánh cần tây, 2 nhánh cắt khúc và 2 nhánh còn lại cắt nhỏ
- 4 lá nguyệt quế, chia
- Hạt tiêu đen mới xay, để nếm thử
- 1 pound xúc xích andouille, cắt thành miếng vừa ăn
- 3/4 chén dầu thực vật
- 1 chén bột mì đa dụng
- 1 bó hành lá, xắt nhỏ, tách riêng phần trắng và xanh
- 1 quả ớt chuông xanh, xắt nhỏ
- 4 tép tỏi, băm nhỏ
- ½ thìa húng tây khô
- ½ muỗng cà phê gia vị Creole
- 1/4 muỗng cà phê ớt cayenne
- 1 muỗng canh sốt Worrouershire
- Muối, để hương vị
- ½ chén mùi tây lá phẳng xắt nhỏ
- Gạo trắng hạt dài nấu chín, để phục vụ

HƯỚNG DẪN:
a) Rửa sạch vịt và loại bỏ bất kỳ chất béo dư thừa nào. Đặt vịt vào một cái nồi lớn và đậy bằng nước. Thêm hành tây đã cắt làm tư, cần tây cắt khúc, 2 trong số lá nguyệt quế và vài hạt tiêu xay vào máy xay tiêu. Đun sôi. Giảm nhiệt xuống thấp và đun nhỏ lửa cho đến khi vịt chín, khoảng 45 phút. Lấy vịt ra khỏi nồi đó và để yên cho đến khi đủ nguội để xử lý. Lọc vịt ra và chặt thịt thành miếng vừa ăn. Đặt thịt sang một bên.

b) Cho xương trở lại nồi và đun nhỏ lửa trong 1 giờ. Lọc nước dùng vào tô lớn và để nguội. Làm lạnh cho đến khi chất béo cứng lại và hớt bọt và loại bỏ chất béo.

c) Trong một cái chảo lớn, làm nâu xúc xích trên lửa vừa và cao. Để qua một bên.

d) Đun nóng dầu trong một cái nồi lớn, nặng trên lửa lớn; thêm bột và khuấy liên tục cho đến khi roux bắt đầu chuyển sang màu nâu. Giảm nhiệt xuống mức trung bình hoặc trung bình thấp và nấu, khuấy liên tục, cho đến khi roux có màu sô cô la đen.

e) Thêm hành tây xắt nhỏ, phần trắng của hành lá, cần tây và ớt chuông và nấu, khuấy, cho đến khi héo. Thêm tỏi và nấu thêm một phút nữa. Dần dần khuấy trong 6 cốc cổ phiếu. (Nếu bạn có thêm nước dự trữ, hãy đông lạnh để sử dụng cho lần khác.) Thêm lá nguyệt quế còn lại và cỏ xạ hương, gia vị Creole, ớt cayenne, sốt Worcestershire và nêm muối.

f) Thêm xúc xích và vịt và đun nhỏ lửa, đậy nắp, cho đến khi vịt mềm, khoảng 1 giờ. Khuấy ngọn mùi tây và hành lá.

g) Dọn ra bát trên cơm với nước sốt nóng và bánh mì Pháp nóng bên cạnh.

34. Ngao, tôm và cua

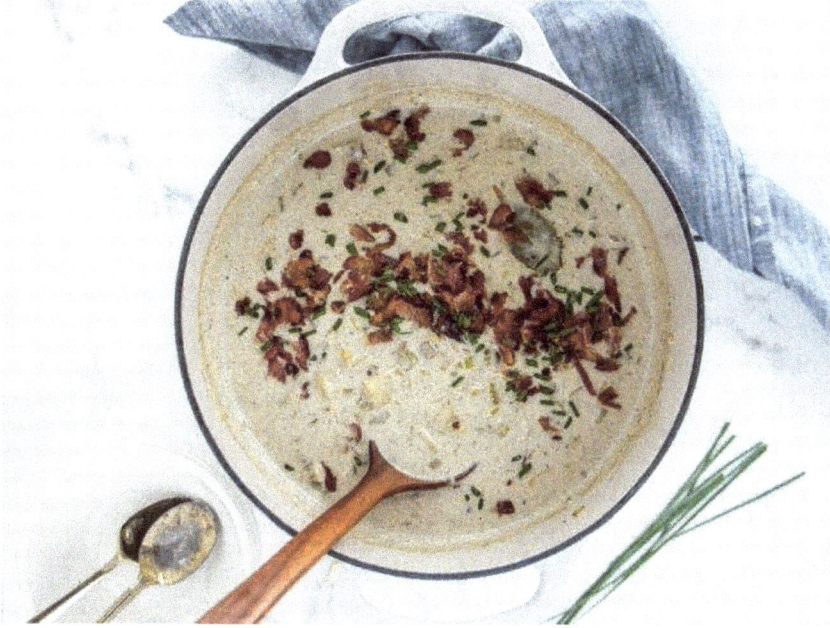

Thực hiện: 10 PHỤC VỤ

THÀNH PHẦN:
- ½ pound thịt xông khói, xắt nhỏ
- 1 củ hành vàng lớn, thái hạt lựu
- 2 củ cà rốt vừa, gọt vỏ và thái hạt lựu
- 2 cọng cần tây, thái hạt lựu
- 2½ cốc nước dùng hải sản
- 2 củ khoai tây đỏ lớn, gọt vỏ và thái hạt lựu
- 3 tép tỏi, băm nhỏ
- ¾ cốc (1½ que) bơ mặn
- ¾ chén bột mì đa dụng
- 2 chén kem nặng
- 2 cốc sữa nguyên chất
- 1 chén nghêu băm nhỏ
- ½ chén thịt cua
- 2 muỗng cà phê muối kosher
- 1 muỗng cà phê tiêu đen xay
- ½ pound tôm sống loại vừa, bóc vỏ và bỏ chỉ
- 2 muỗng canh mùi tây tươi xắt nhỏ

HƯỚNG DẪN:
a) Cho thịt xông khói vào nồi kho lớn và vặn lửa ở mức trung bình. Nấu thịt xông khói cho đến khi nó giòn. Sau đó vớt ra khỏi nồi, để mỡ trong nồi và đặt thịt xông khói sang một bên.

b) Thêm hành tây, cà rốt và cần tây vào nồi. Nấu cho đến khi chúng mềm và đẹp mắt, sau đó đổ nước dùng hải sản vào. Thêm khoai tây và tỏi, đun nhỏ lửa trong khoảng 15 phút, vẫn ở lửa vừa.

c) Trong khi nấu, trong một cái chảo vừa, thêm bơ và đun chảy trên lửa vừa. Rắc bột mì và đánh bông. Nấu trong 3 phút, khuấy liên tục, sau đó đổ kem và sữa vào. Hãy chắc chắn để đánh để nó không bị vón cục!

d) Đổ hỗn hợp bơ và bột vào nồi lớn cùng với các nguyên liệu khác và khuấy đều. Thêm nghêu, cua, muối và hạt tiêu đen. Trộn các thành phần, sau đó giảm nhiệt xuống thấp.

e) Thêm tôm và thịt xông khói, khuấy đều.

f) Đun nhỏ lửa trong 15 phút. Rắc mùi tây tươi lên trên trước khi ăn.

35. Brunswick Stew

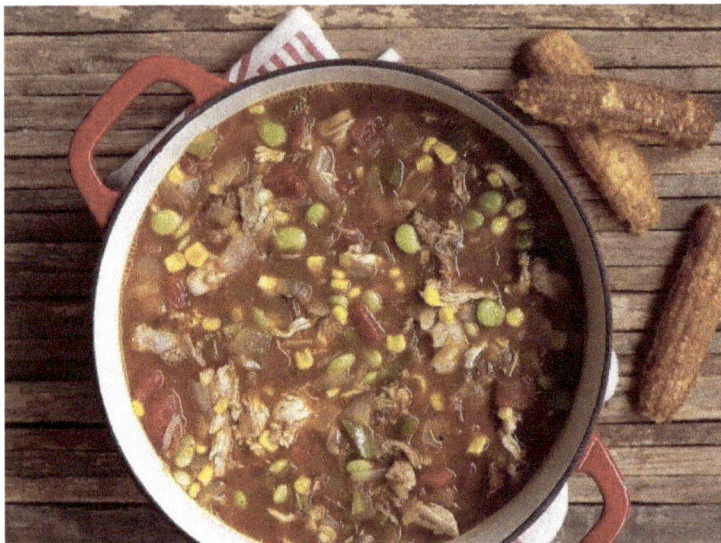

Thực hiện: 8 ĐẾN 10 PHỤC VỤ

THÀNH PHẦN:
- 6 chén nước dùng gà
- 2 chén thịt lợn kéo BBQ nấu chậm
- 2 chén thịt gà băm nhỏ, nấu chín
- 2 chén đậu lima đông lạnh hoặc khô
- 3 củ khoai tây nâu vừa, gọt vỏ và thái hạt lựu
- 1 (14-ounce) lon cà chua thái hạt lựu trong nước ép cà chua
- 1 củ hành đỏ lớn, thái hạt lựu
- 1½ chén đậu Hà Lan và cà rốt đông lạnh
- 1½ chén đậu bắp đông lạnh
- 1 chén ngô đông lạnh
- 1 chén sốt BBQ hickory
- 3 tép tỏi, băm nhỏ
- 2 muỗng canh nước sốt Worrouershire
- 2½ muỗng cà phê muối nêm
- 1 muỗng cà phê tiêu đen xay
- ½ muỗng cà phê thì là

HƯỚNG DẪN:
a) Thêm tất cả nguyên liệu vào nồi nấu chậm 6 lít. Khuấy cho đến khi mọi thứ được kết hợp tốt. Đậy nắp nồi nấu chậm và đặt nhiệt ở mức thấp.

b) Nấu trong 5 giờ, sau đó phục vụ. Phần còn lại có thể được bảo quản trong hộp kín trong tủ lạnh tối đa 5 ngày.

36. Etouffee tôm

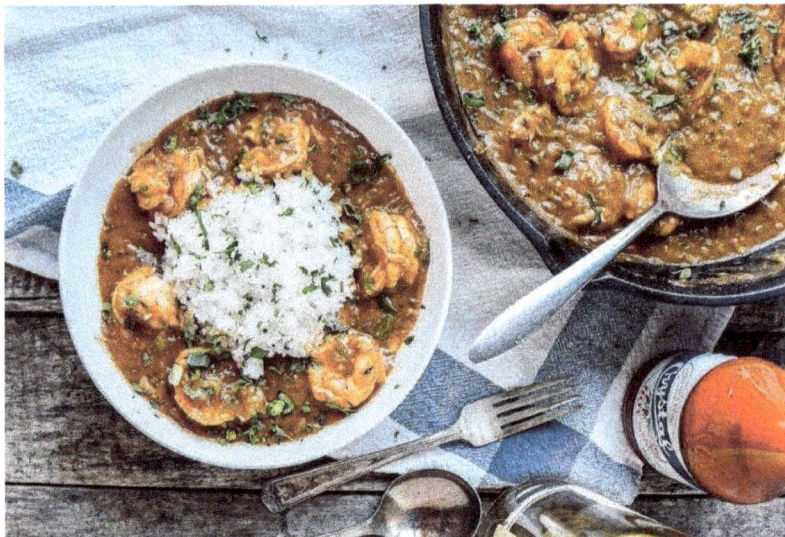

Thực hiện: 4 PHỤC VỤ

THÀNH PHẦN:
- ½ chén bơ mặn
- ½ chén bột mì đa dụng
- 1 muỗng canh dầu thực vật
- 1 ớt chuông xanh lớn, thái hạt lựu
- ½ củ hành vừa, thái hạt lựu
- 2 cọng cần tây, thái hạt lựu
- 3 tép tỏi, băm nhỏ
- 1 lon (14 ounce) cà chua thái hạt lựu
- 1 muỗng canh bột cà chua
- 2 chén nước dùng gà hoặc nước dùng hải sản
- 2 nhánh cỏ xạ hương tươi, cộng thêm để trang trí
- 1½ muỗng cà phê gia vị Creole
- 1 muỗng cà phê nước sốt Worrouershire
- ½ muỗng cà phê tiêu đen xay
- ½ muỗng cà phê hạt tiêu đỏ
- 2 pound tôm jumbo sống, bóc vỏ và bỏ chỉ
- 2 chén cơm trắng nấu chín

HƯỚNG DẪN:
a) Trong một cái chảo lớn trên lửa vừa, làm tan chảy bơ. Sau khi bơ tan chảy, thêm bột mì và đánh cho đến khi mọi thứ được kết hợp tốt. Nấu roux cho đến khi nó có màu nâu đẹp, đậm đà, từ 10 đến 15 phút, nhưng nhớ đừng để cháy nhé!

b) Thêm ớt chuông, hành tây, cần tây và tỏi. Nấu cho đến khi rau mềm, 3 đến 5 phút. Sau đó thêm cà chua thái hạt lựu và bột cà chua. Từ từ đổ nước dùng vào và cho húng tây tươi vào. Trộn cho đến khi mọi thứ được kết hợp tốt, sau đó rắc gia vị Creole, sốt Worrouershire, hạt tiêu đen và hạt tiêu đỏ. Khuấy đều các nguyên liệu và nấu trong 5 phút trên lửa vừa và cao.

c) Từ từ bắt đầu thêm tôm vào và khuấy đều. Giảm nhiệt xuống thấp và nấu thêm 5 phút nữa. Loại bỏ các nhánh cỏ xạ hương. Trang trí với húng tây và dùng với cơm nóng.

37. đuôi bò hầm

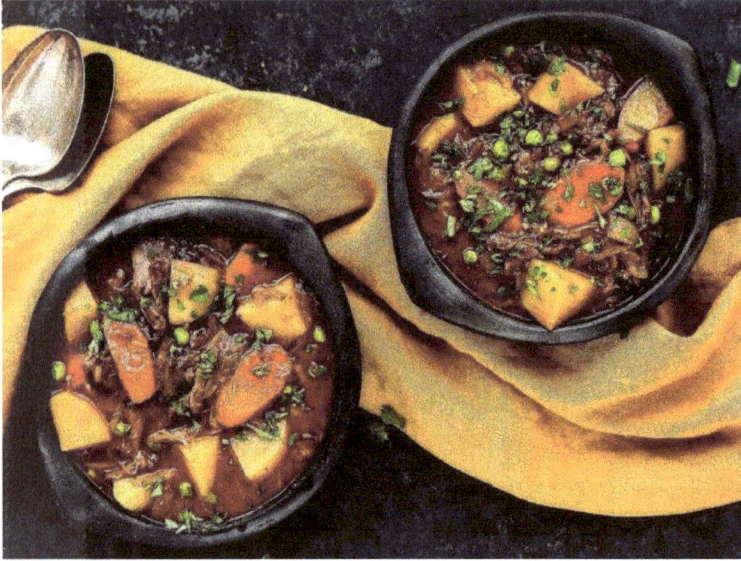

Thực hiện: 6 ĐẾN 8 PHỤC VỤ

THÀNH PHẦN:
- ½ chén bột mì đa dụng
- 3½ muỗng cà phê muối nêm
- 2 thìa cà phê ớt bột
- ½ muỗng cà phê tiêu đen xay
- 4 pound đuôi bò, cắt mỡ
- ¼ chén dầu thực vật
- 1 củ hành vàng lớn, xắt nhỏ
- 1 lon (14,5 ounce) cà chua thái hạt lựu
- 4 tép tỏi
- 3 nhánh húng tây tươi
- 3 lá nguyệt quế
- 1 lon (6-ounce) tương cà chua
- 1 lít (32 ounce) nước dùng thịt bò
- 1 pound cà rốt bé
- 1½ pound khoai tây đỏ non, xắt nhỏ

HƯỚNG DẪN:
a) Lấy một túi đông lạnh ziplock lớn và thêm bột mì, muối nêm, ớt bột và hạt tiêu đen. Lắc túi để đảm bảo mọi thứ được kết hợp tốt. Bắt đầu thêm đuôi bò vào, từng cái một và lắc túi để phủ chúng. Sau khi đuôi bò được tráng, đặt chúng lên đĩa hoặc khay nướng.

b) Trong một cái chảo lớn trên lửa vừa, đổ dầu thực vật vào. Khi dầu nóng, bắt đầu cho đuôi bò vào. Làm nâu tất cả các bề mặt của đuôi bò, khoảng 3 phút cho mỗi mặt, sau đó lấy ra khỏi chảo và cho vào nồi nấu chậm 6 lít.

c) Quăng hành tây vào chảo và nấu cho đến khi mềm. Cho đuôi bò vào nồi nấu chậm, cùng với cà chua, tỏi, cỏ xạ hương và lá nguyệt quế.

d) Trong một bát lớn, kết hợp bột cà chua và nước dùng thịt bò, và trộn cho đến khi kết hợp tốt. Đổ hỗn hợp này vào nồi nấu chậm, đặt nồi nấu chậm ở mức thấp và nấu trong 6 giờ.

e) Thêm cà rốt và khoai tây, khuấy đều và nấu thêm 2 giờ nữa. Sau đó phục vụ và thưởng thức!

38. Súp đậu và cơm

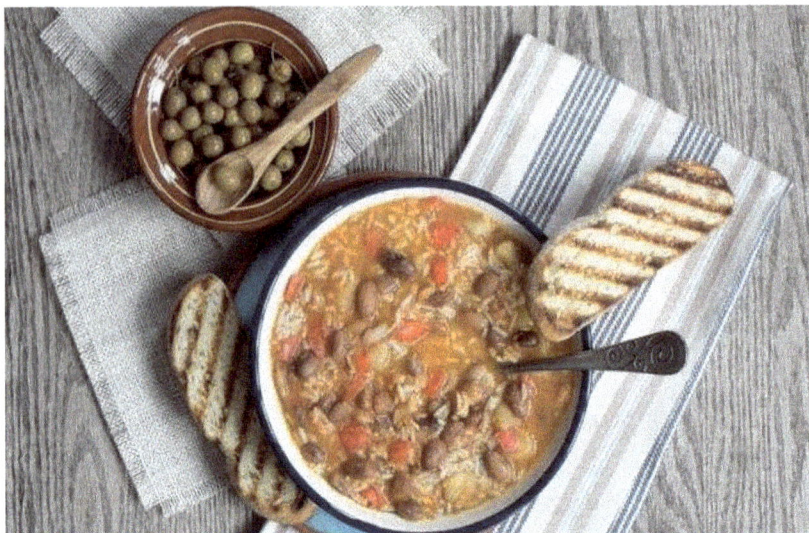

Làm cho: 4

THÀNH PHẦN:
- 2 chén thịt gà, nấu chín và cắt khối
- 1 chén gạo hạt dài, nấu chín
- 2 lon đậu pinto 15 ounce, để ráo nước
- 4 chén nước dùng gà
- 2 muỗng canh hỗn hợp gia vị Taco
- 1 chén nước sốt cà chua

Topping:
- Phô mai bào
- điệu Salsa
- ngò xắt nhỏ
- hành tây xắt nhỏ

HƯỚNG DẪN:
a) Đặt tất cả các thành phần trong một stockpot vừa. Khuấy động nhẹ nhàng.
b) Nấu trên lửa vừa, đun nhỏ lửa trong khoảng 20 phút, thỉnh thoảng khuấy.
c) Phục vụ với toppings.

39. Chili con Carne

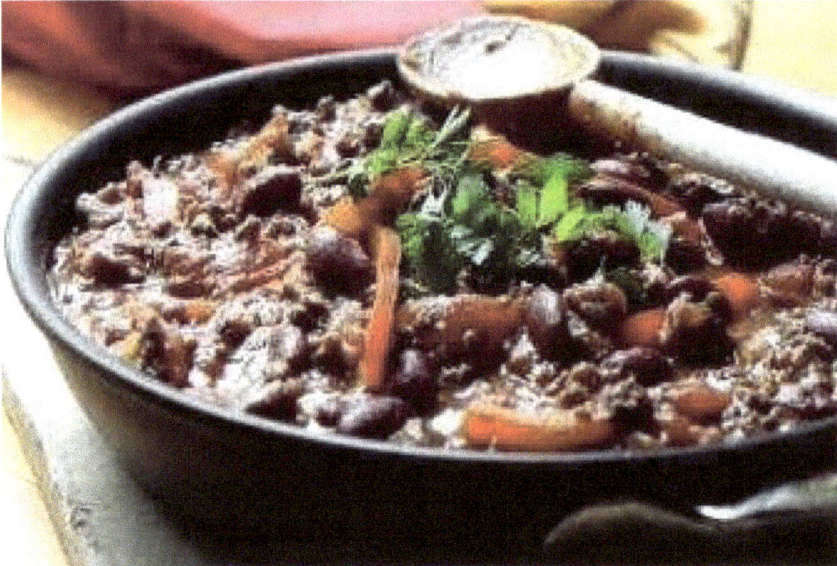

THÀNH PHẦN:
- Thịt bò xay/băm 500g
- 1 củ hành lớn xắt nhỏ
- 3 tép tỏi
- 2 hộp cà chua xắt nhỏ 400g
- Nước ép cà chua
- 1 muỗng cà phê bột ớt (hoặc nếm thử)
- 1 muỗng cà phê thì là
- một chút sốt Worcester
- Rắc muối và hạt tiêu
- 1 ớt đỏ băm nhỏ
- 1 hộp đậu tây 400g

HƯỚNG DẪN:
a) Phi hành trong chảo nóng với dầu cho đến khi gần chuyển màu nâu thì thêm tỏi băm nhỏ

b) Thêm thịt băm và khuấy cho đến khi có màu nâu; tiêu mỡ thừa nếu muốn

c) Thêm tất cả các loại gia vị khô và gia vị sau đó giảm nhiệt và thêm cà chua xắt nhỏ

d) Khuấy đều và thêm bột cà chua và sốt Worrouershire sau đó đun nhỏ lửa trong khoảng một giờ (ít hơn nếu bạn đang vội)

e) Thêm ớt đỏ xắt nhỏ và tiếp tục đun nhỏ lửa trong 5 phút, sau đó thêm hộp đậu thận đã ráo nước và nấu thêm 5 phút nữa. Nếu ớt bị khô bất cứ lúc nào, chỉ cần thêm một chút nước.

f) Ăn với cơm, khoai tây hoặc mì ống!

40. Canh Cơm Chay

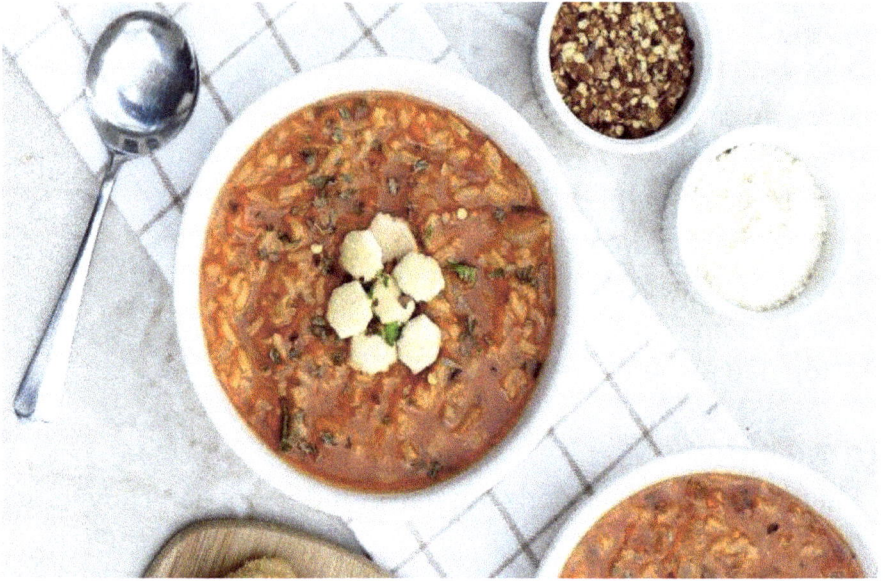

Làm cho: 4

THÀNH PHẦN:
- 4 cọng cần tây lớn
- 3 củ cà rốt lớn
- 1 củ hành trắng vừa
- 1 muỗng cà phê cỏ xạ hương khô
- 1 muỗng cà phê mùi tây khô
- 1 muỗng cà phê bột tỏi
- 1 muỗng cà phê muối
- ½ muỗng cà phê cây xô thơm
- 1 muỗng canh amino dừa
- 4 chén nước luộc rau
- 2 cốc nước
- 2/3 chén gạo trắng hạt dài
- 1 lon đậu pinto (15 oz. lon)

HƯỚNG DẪN:
a) Xúc xắc hoặc cắt rau thành miếng vừa ăn.

b) Cho nồi lớn lên bếp và vặn lửa vừa. Xịt đáy nồi bằng dầu bơ hoặc dầu ô liu. Thêm rau.

c) Nấu rau trong 3-4 phút.

d) Sau 3-4 phút, thêm gia vị, lá nguyệt quế và dừa. Khuấy và nấu thêm 1-2 phút nữa.

e) Trong khi rau đang nấu, rửa sạch gạo.

f) Thêm ½ cốc nước luộc rau và cạo đáy/mặt nồi để loại bỏ các mảnh màu nâu ở đáy.

g) Thêm phần còn lại của nước dùng, nước và gạo vào nồi. Khuấy và đậy nắp. Biến nhiệt lên cao.

h) Khi súp sôi, giảm nhiệt xuống thấp và nấu trong 15 phút.

i) Trong khi nấu súp, rửa sạch đậu và để ráo nước. Và thêm chúng vào súp.

j) Ngay trước khi phục vụ, loại bỏ lá nguyệt quế. Phục vụ nóng.

41. gà hầm nâu Jamaica

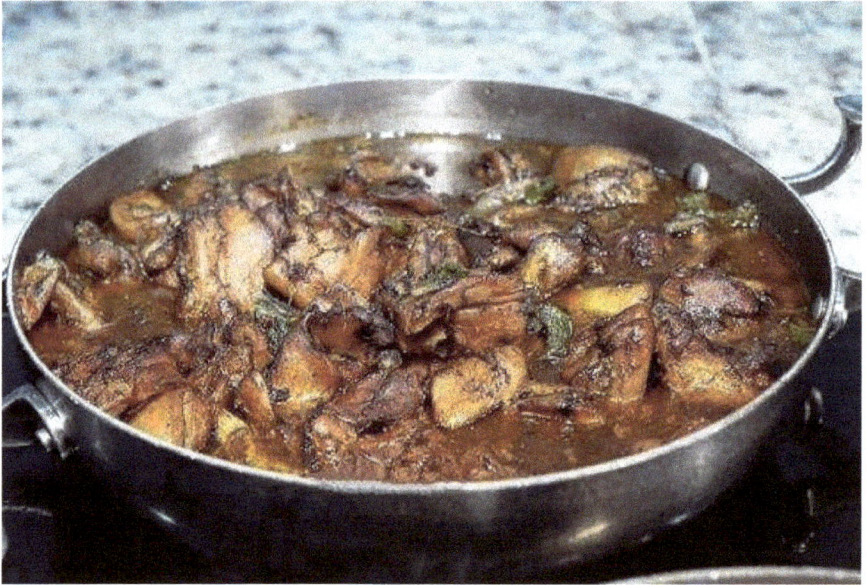

LÀM CHO: 4

THÀNH PHẦN:
- 3lb thịt gà cắt nhỏ thành nhiều phần đã loại bỏ da
- 2-3 củ cà rốt
- 1 bó hành lá
- 1 nhánh húng tây hoặc muỗng cà phê húng tây khô
- 1 nhánh hành lá (Hành lá)
- 2-3 tép tỏi
- 1-2 quả cà chua
- 1 muỗng cà phê nước mắm tiêu
- Muối
- Tiêu đen
- 1 muỗng canh dầu ô liu

HƯỚNG DẪN:
a) Nêm gà với muối, hạt tiêu đen, tép tỏi đập dập và hành lá xắt nhỏ.

b) Ướp gà ít nhất một giờ nhưng tốt nhất là để qua đêm, đậy kín trong tủ lạnh.

c) Đun nóng dầu trong chảo chống dính lớn.

d) Chiên gà trong vài phút ở mỗi bên, cho đến khi có màu nâu.

e) Lấy gà ra khỏi chảo.

f) Chiên cà rốt xắt nhỏ cho đến khi có màu nâu.

g) Thêm cà chua xắt nhỏ, sốt tiêu nóng, cỏ xạ hương và một cốc nước nóng vào chảo.

h) Để sôi trong 5 phút.

i) Thêm thịt gà vào chảo.

j) Thêm một cốc nước nóng khác, giảm nhiệt và đậy nắp chảo.

k) Đun nhỏ lửa trong khoảng 30 phút cho đến khi thịt gà mềm và nước sốt nâu đặc lại.

42. Ốc Xà Cừ Sữa Dừa

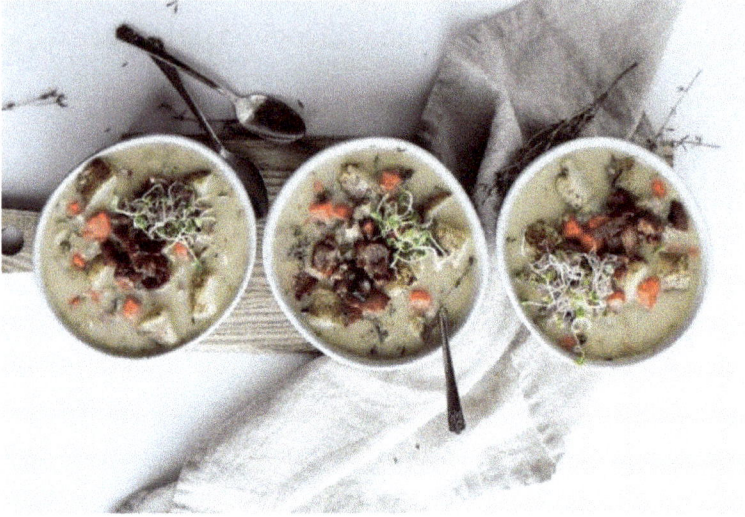

THÀNH PHẦN:

- 1 lb thịt ốc xà cừ
- 1/4 chén dầu ăn, chia
- 2 củ hành xanh, xắt nhỏ
- 1 củ cà rốt, thái hạt lựu
- 1 nhánh cần tây, thái hạt lựu
- 1 quả ớt chuông đỏ nhỏ, thái hạt lựu
- ½ hạt ngô tươi
- 2 muỗng canh bột mì đa dụng
- 1 lít rưỡi
- lon nước cốt dừa 14 ounce
- 2 chén nước dùng cá
- 1 ½ muỗng canh củ gừng tươi nạo
- Muối và hạt tiêu cho vừa ăn
- 1 ½ muỗng cà phê nước sốt nóng
- 1 bó rau mùi tươi (rau mùi), xắt nhỏ

HƯỚNG DẪN:

a) Cho thịt ốc xà cừ vào nồi với lượng nước vừa đủ và đun sôi. Nấu trong 15 phút.

b) Để ráo nước và thái nhỏ.

c) Đun nóng 2 muỗng canh dầu trong chảo trên lửa vừa và trộn hành lá, cà rốt, cần tây, ớt đỏ và ngô. Nấu và khuấy trong 5 phút.

d) Làm tan chảy 2 muỗng canh dầu còn lại trong một cái nồi lớn và đánh bột mì để tạo ra một roux. Đổ nửa rưỡi, nước cốt dừa, nước kho cá vào. Trộn gừng và nêm muối và hạt tiêu.

e) Cho ốc và rau vào nồi. Đun sôi, giảm nhiệt xuống thấp và đun nhỏ lửa trong 15 phút. Trộn nước sốt nóng và rau mùi (rau mùi). Tiếp tục nấu trong 15 phút, hoặc đến độ đặc mong muốn.

43. Súp tỏi tây

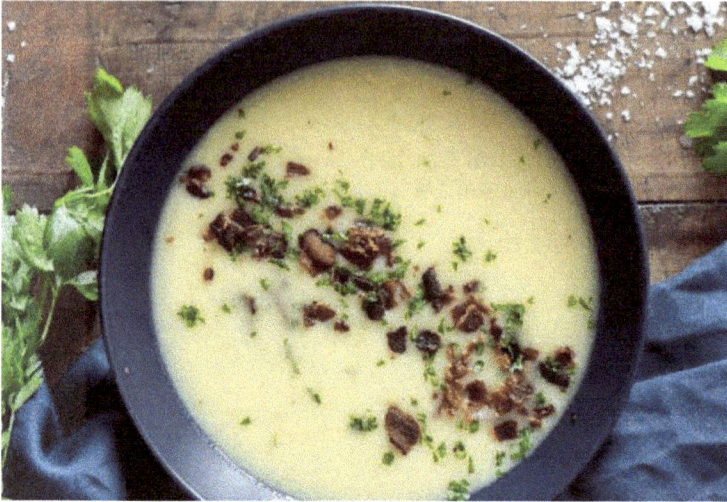

LÀM CHO4

THÀNH PHẦN:
- 2 muỗng canh bơ
- 3 chén tỏi tây, thái lát
- 1 ½ chén hành tây, thái lát
- 2 muỗng canh bột mì
- 6 chén nước dùng gà
- 1 ½ muỗng cà phê muối hoặc nếm thử
- ½ muỗng cà phê tiêu trắng xay

HƯỚNG DẪN:
a) Đun chảy bơ trong chảo ở nhiệt độ vừa phải

b) Khuấy tỏi tây và hành tây để phủ bơ

c) Đậy nắp chảo và giảm nhiệt

d) Nấu từ từ, thỉnh thoảng khuấy trong 10 đến 15 phút cho đến khi rau rất mềm nhưng không có màu

e) Đậy vung và rắc bột lên tỏi tây và hành tây Khuấy đều để bột tan đều

f) Nấu trong 2 phút ở nhiệt độ vừa phải

g) Tắt bếp và để nấu trong giây lát

h) Khuấy liên tục, thêm 2 chén nước dùng

i) Đun nhỏ lửa

j) Khi chất lỏng mịn và bắt đầu đặc lại, khuấy phần còn lại của nước dùng.

k) Đun sôi súp, đậy nắp chảo và giảm nhiệt

l) Đun nhỏ lửa trong khoảng 20 phút.

m) Để phục vụ, nghiền, trộn hoặc xay nhuyễn súp để có độ sệt mong muốn Ăn khi còn ấm

44. súp đậu lăng

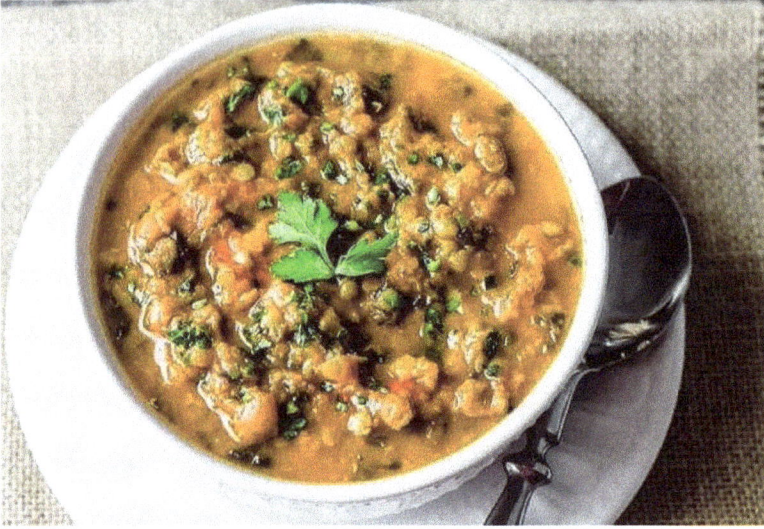

Đối với súp:
- ½ lb xúc xích
- 2 muỗng cà phê dầu
- 2 tỏi tây
- 1 củ hành tây
- 1 củ cà rốt
- ½ chén cà chua mận với chất lỏng
- 1 ½ chén đậu lăng
- 2 lít nước dùng gà
- Muối và hạt tiêu cho vừa ăn
- Mùi tây

Đối với kem hành lá
- 1 muỗng canh giấm sherry
- ½ chén hành lá xắt nhỏ
- 1 cốc kem chua

HƯỚNG DẪN:

a) Nấu xúc xích cho đến khi vàng. Thêm 1/4 cốc nước lạnh và đun sôi cho đến khi hết chất lỏng. Hủy bỏ và đặt sang một bên.

b) Tỏi tây cắt bỏ rễ, chẻ đôi theo chiều dọc, rửa sạch để loại bỏ sạn rồi thái lát mỏng. Đun nóng dầu trong một cái nồi lớn. Thêm tỏi tây, hành tây và cà rốt và khuấy đều để chúng hấp thụ chất béo và đậy nắp. Nấu trên lửa nhỏ trong khoảng 8 phút hoặc cho đến khi rau trong suốt. Thêm cà chua và đậu lăng vào rau. Đổ nước dùng, muối, hạt tiêu và xúc xích vào. Đun sôi sau đó đun nhỏ lửa trong khoảng 25 phút. Khuấy mùi tây vào súp.

c) Đối với kem hành lá, chỉ cần trộn tất cả các thành phần. Phục vụ một búp bê trên đầu trang của súp.

45. Súp bí đao Jamaica

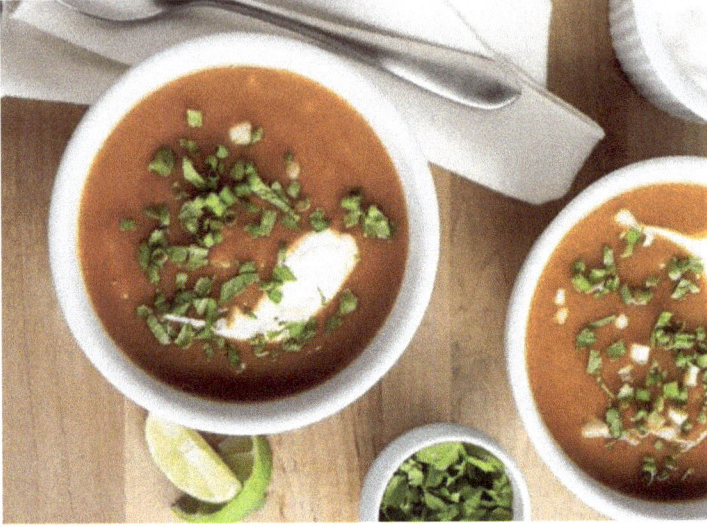

LÀM CHO4

THÀNH PHẦN:
- 1 củ hành tây lớn, bóc vỏ và thái nhỏ
- 1 củ cà rốt, gọt vỏ và xắt nhỏ
- 1 quả jalapeño, tiêu, bỏ hạt, thái nhỏ
- 3 muỗng canh bơ
- 2 muỗng cà phê thì là
- 2 muỗng cà phê rau mùi
- ½ muỗng cà phê bột quế
- ½ muỗng cà phê ớt cayenne
- ½ thìa ớt bột
- 1 bí spaghetti lớn, gọt vỏ và thái hạt lựu
- Nước dùng gà ngập rau, khoảng 3 chén
- Nước ép của 1 quả cam
- Nước cốt của 1 quả chanh

KEM ANCHO
- 2 đến 3 quả ớt Ancho, giảm một nửa, bỏ cuống và bỏ hạt
- 6 muỗng canh sữa hạnh nhân
- 4 muỗng canh kem chua
- Muối
- Hạt tiêu
- nước chanh để hương vị

HƯỚNG DẪN:
a) Trong một cái nồi lớn nặng, cho hành tây, cà rốt và ớt Jalapeno vào bơ cho đến khi mềm.

b) Thêm thì là, rau mùi, quế, cayenne và bột ớt

c) Nấu thêm 2 phút trên lửa nhỏ

d) thêm bí đao

e) Đậy hỗn hợp với nước dùng, nước cốt của một quả cam và nước cốt của một quả chanh Đun nhỏ lửa cho đến khi bí mềm, khoảng ½ giờ

f) cho phép làm mát

g) Xay nhuyễn hỗn hợp trong bộ xử lý hoặc sử dụng máy xay sinh tố

h) Cho súp trở lại chảo, nêm muối và tiêu

i) Hâm nóng lại và điều chỉnh gia vị nếu cần

j) Xoáy kem Ancho

k) Trang trí với kem chua pha loãng với một ít kem nặng

l) Cho miếng chấm vào giữa bát súp, dùng tăm kéo từ giữa ra ngoài tạo thành hình ngôi sao hoặc mạng nhện

46. Súp trứng Keto

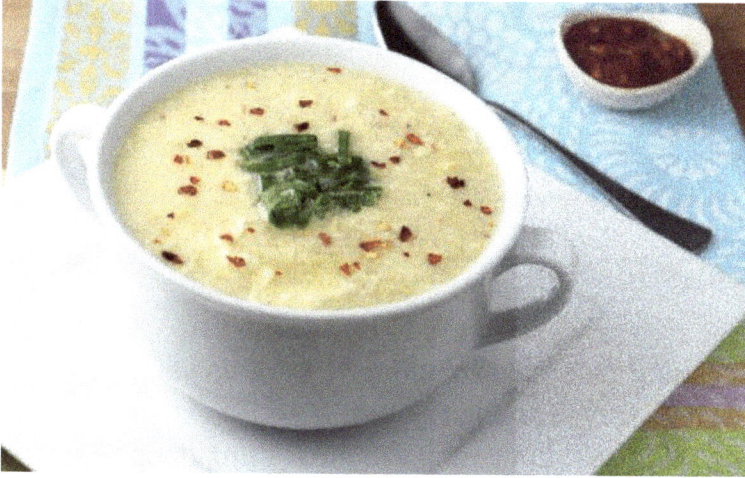

LÀM: 1

THÀNH PHẦN:
- 1 ½ chén nước dùng gà
- ½ viên nước dùng gà
- 1 muỗng canh Bơ
- 2 quả trứng lớn
- 1 muỗng cà phê tương ớt tỏi

HƯỚNG DẪN:
a) Đặt chảo lên bếp và vặn ở nhiệt độ trung bình cao.

b) Thêm nước dùng gà, khối nước dùng và bơ. Đun sôi.

c) Cho hỗn hợp tỏi ớt vào xào cùng.

d) Đánh trứng riêng và thêm chúng vào nước dùng đang sôi.

e) Kết hợp kỹ lưỡng và nấu thêm 3 phút nữa.

f) Phục vụ.

47. Súp tôm Jamaica

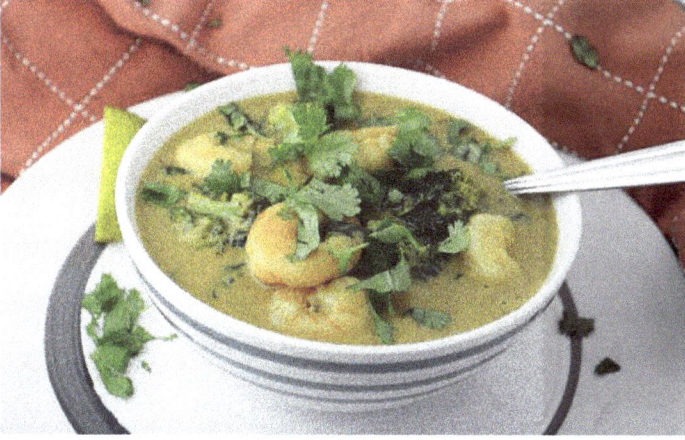

LÀM: 2

THÀNH PHẦN:
- 2 muỗng canh bột cà ri xanh
- 1 chén nước dùng rau củ
- 1 cốc nước cốt dừa
- 6 oz. tôm sơ chế
- 5 oz. bông cải xanh
- 3 muỗng canh rau mùi, xắt nhỏ
- 2 muỗng canh dầu dừa
- 1 muỗng canh nước tương
- Nước cốt ½ quả chanh
- 1 củ hành vừa, xắt nhỏ
- 1 muỗng cà phê tỏi nướng nghiền
- 1 muỗng cà phê gừng băm
- 1 muỗng cà phê nước mắm
- ½ muỗng cà phê Nghệ
- ½ chén kem chua

HƯỚNG DẪN:
a) Trong một cái chảo cỡ vừa, làm tan chảy dầu dừa.
b) Thêm tỏi, gừng, hành lá, bột cà ri xanh và bột nghệ. Thêm nước tương và nước mắm.
c) Nấu trong 2 phút.
d) Thêm rau và nước cốt dừa và khuấy kỹ. Nấu trong vài phút ở nhiệt độ thấp.
e) Thêm bông cải xanh và rau mùi và khuấy kỹ khi cà ri đặc lại một chút.
f) Khi bạn đã hài lòng với độ sệt của cà ri, hãy thêm tôm và nước cốt chanh, khuấy đều mọi thứ lại với nhau.
g) Nấu trong vài phút ở nhiệt độ thấp. Nếu cần, nêm muối và hạt tiêu.

48. mực hầm

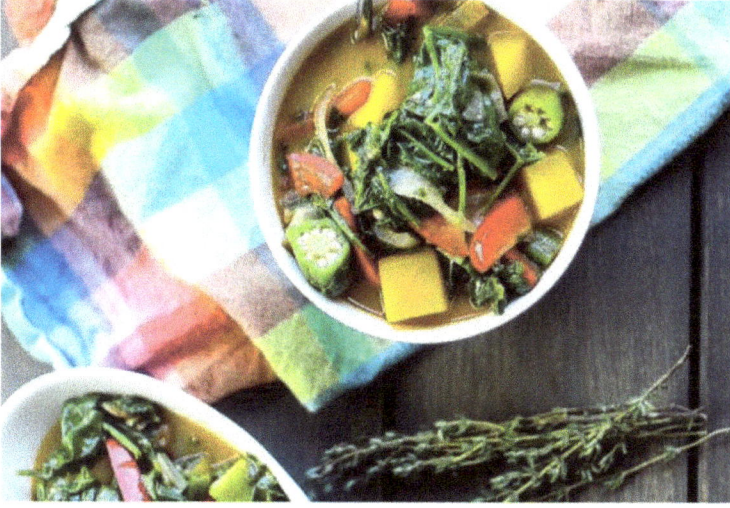

THÀNH PHẦN:

- Lá lốt xắt nhỏ
- 3 muỗng canh dầu thực vật
- 2 tép tỏi băm nhỏ
- 2 củ hành vừa
- 1 chén nước cốt dừa
- Muối
- Hạt tiêu
- sốt tiêu nóng

HƯỚNG DẪN:

a) Đun nóng dầu trong một cái chảo nặng. Thêm hành tây và tỏi băm nhỏ. Khi mềm, thêm lá calaloo và quăng cho đến khi phủ một lớp dầu và héo.

b) Thêm nước cốt dừa cho đến khi đủ để che calaloo. Đun nhỏ lửa cho đến khi calaloo mềm và phần lớn sữa đã bay hơi.

c) Thêm gia vị và phục vụ như một loại rau.

49. Súp tôm dừa

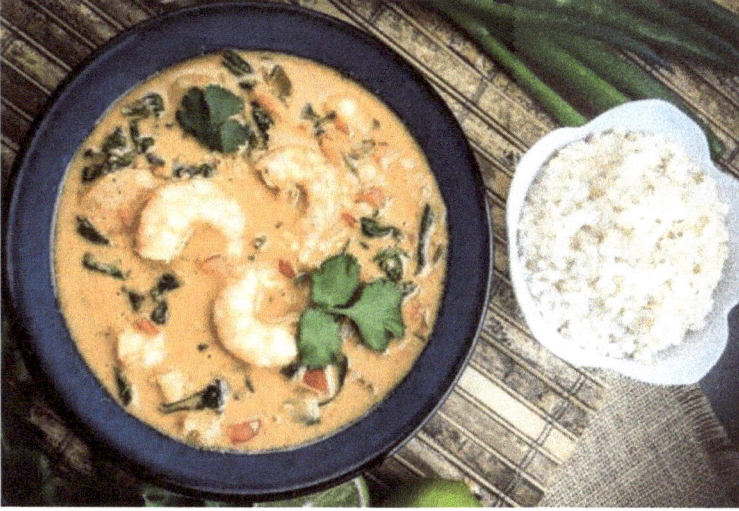

LÀM CHO: 4

THÀNH PHẦN:

- 600g tôm sống, bỏ chỉ
- 1 củ hành tây băm nhỏ
- 2 củ cà rốt cỡ vừa xắt nhỏ
- 1 quả ớt chuông đỏ xắt nhỏ
- 2-3 chén rau bina hoặc cải xoăn, xắt nhỏ
- 2 củ hành lá xắt nhỏ
- một nắm đậu bắp
- 4 tép tỏi băm nhỏ
- 1 muỗng canh gừng băm
- 1 lon nước cốt dừa
- 1 lít nước dùng rau củ
- 1 muỗng cà phê gia vị hải sản
- 1 muỗng cà phê tiêu đen
- 5 nhánh húng tây tươi
- 2 muỗng cà phê mùi tây
- 1 nắp ca-pô scotch
- ¼ muỗng cà phê ớt đỏ để làm nóng
- một vắt nước cốt chanh tươi
- ⅛ muỗng cà phê muối hồng Himalaya

- dầu dừa

- 1 thìa bột năng pha với 2 thìa nước ấm cho nước súp đặc hơn

HƯỚNG DẪN:

a) Cho tôm vào một bát vừa và ướp với gia vị hải sản, sau đó đặt sang một bên.

b) Đun chảy 2 muỗng canh dầu dừa trong một cái chảo lớn trên lửa vừa.

c) Tiếp tục thêm hành tây, hành lá và tỏi sau đó xào cho đến khi mềm và mờ.

d) Thêm cà rốt, tỏi, ớt chuông và rau bina và tiếp tục nấu trong 5 phút

e) Thêm hạt tiêu đen, rau mùi tây, cỏ xạ hương và ớt mảnh (nếu dùng) và khuấy đều và kết hợp với rau.

f) Đổ nước rau câu và nước cốt dừa vào nồi rồi đun sôi

g) Thêm nắp ca-pô và sau đó giảm nhiệt xuống mức thấp khi đậy nắp.

h) Đun nhỏ lửa trong 20 phút

i) Sau 15 phút, cho đậu bắp và tôm vào khuấy đều, cho bột sắn vào nếu muốn nước súp hơi đặc.

j) Vắt chanh lên toàn bộ súp và đun nhỏ lửa thêm 5 phút nữa.

50. Súp đậu Gungo

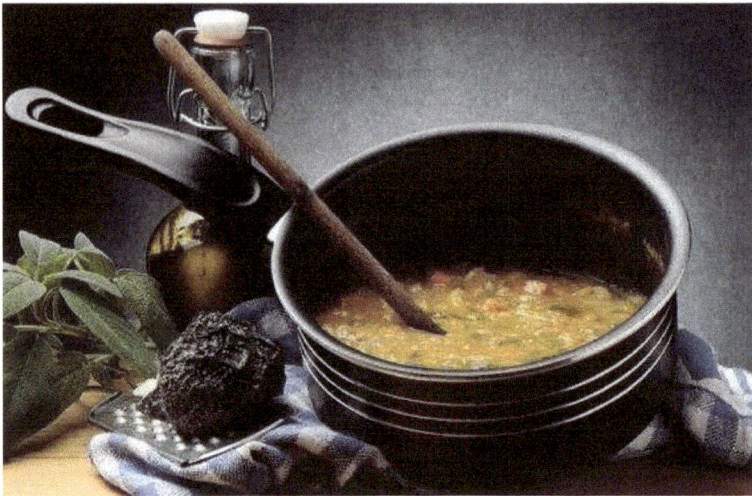

THÀNH PHẦN:
- 2 cốc (400 g) đậu gungo hoặc bồ câu khô
- 1 chân giò hun khói
- 2 củ hành vừa, cắt thành miếng lớn
- 2 củ cà rốt, cắt miếng lớn
- 1 cọng cần tây, còn lá
- 2 quả ớt scotch hoặc ớt jalapeño, bỏ hạt và thái hạt lựu
- 1 tép tỏi, băm nhỏ
- 1 lá nguyệt quế
- 1 muỗng cà phê lá hương thảo tươi nghiền nát hoặc ¼ muỗng cà phê hương thảo khô nghiền nát
- 1 phần Spinners

HƯỚNG DẪN:
a) Chuẩn bị Spinners
b) Rửa đậu Hà Lan và đặt chúng vào một cái bát. Thêm đủ nước để đậy nắp và ngâm qua đêm. Xả và đặt sang một bên.
c) Thêm 6 cốc nước vào nồi kho và thêm chân giò, hành tây, cà rốt, cần tây, ớt, tỏi, lá nguyệt quế và hương thảo. Đun sôi, giảm nhiệt xuống thấp và đun nhỏ lửa trong 45 phút. Lọc nước dùng, đặt giăm bông và loại bỏ rau. Hớt mỡ ra khỏi nước kho.
d) Cho nước dùng và chân giò heo vào nồi kho cùng với đậu Hà Lan đã ngâm. Đun trên lửa nhỏ cho đến khi đậu mềm, khoảng 2 giờ. Lấy một nửa số đậu Hà Lan ra khỏi súp bằng thìa có rãnh và xay nhuyễn trong máy xay thực phẩm.
e) Cho bột nhuyễn trở lại súp.
f) Thêm Spinners đã chuẩn bị vào súp và đun nóng.

51. Đậu lăng Gumbo ăn liền

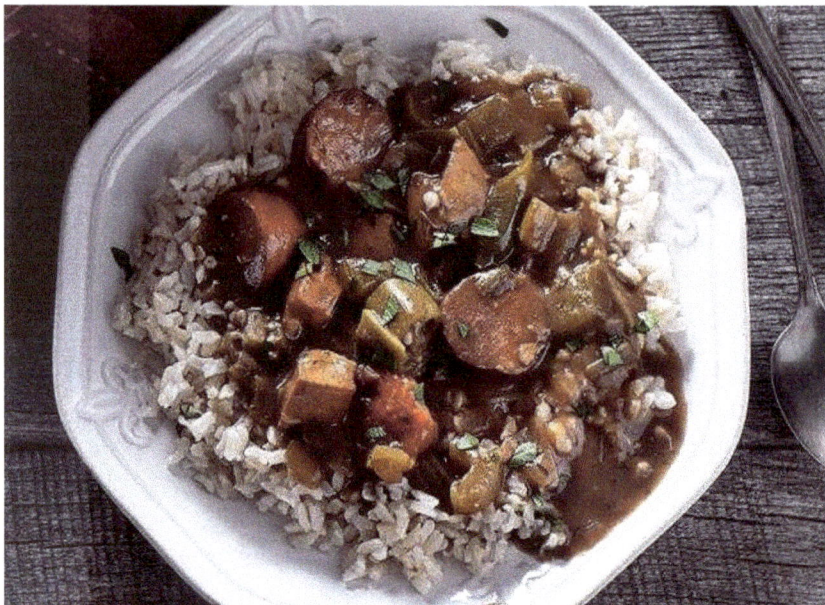

Làm cho: 6

THÀNH PHẦN:
- 1 chén súp lơ, thái nhỏ
- 1 lon cà chua không muối, thái hạt lựu
- 1 chén đậu lăng
- 2 muỗng canh giấm táo
- 1 ½ chén hành tây xắt nhỏ
- 2 chén đậu bắp tươi, xắt nhỏ
- 2 muỗng canh nước luộc rau
- 1 muỗng cà phê gia vị trộn Cajun
- 1 quả ớt chuông đỏ, xắt nhỏ
- ½ chén nước sốt cà chua
- 1 muỗng cà phê tỏi băm
- 3 chén nước luộc rau
- 2 xương sườn cần tây, xắt nhỏ
- ½ muỗng canh oregano tươi
- 1 muỗng canh húng tây tươi
- ½ muỗng cà phê cayenne
- muối Kosher để hương vị
- Ớt jalapeno thái lát và ngò tươi để trang trí
- Bùn để làm đặc

HƯỚNG DẪN:

a) Trong một cái nồi, xào nước luộc rau, hành tây, tỏi, ớt chuông và cần tây trong 5 phút cho đến khi mềm và thơm.

b) Thêm gia vị và trộn lại trong 1 phút.

c) Thêm các thành phần còn lại trừ muối và hạt tiêu, sau đó trộn.

d) Đậy nắp nồi áp suất sau đó nấu ít nhất 12 phút. Quá trình giải phóng tự nhiên hoạt động tốt nhất để đảm bảo đậu lăng được nấu chín hoàn toàn. Nhưng nếu bạn đang bị trói, hãy che lỗ thông hơi bằng một miếng vải, sau đó nhanh chóng thả ra.

e) Sau khi nấu, thêm ½ muỗng cà phê muối và hạt tiêu. Khuấy đều và giữ ấm trong 10 phút cho đến khi gumbo có độ đặc sệt. (Đừng thêm muối khi nấu kẹo cao su).

f) Chuẩn bị phục vụ trong bát và trang trí với jalapeños, ngò tươi và ớt đỏ.

52. bạch tuộc alaska

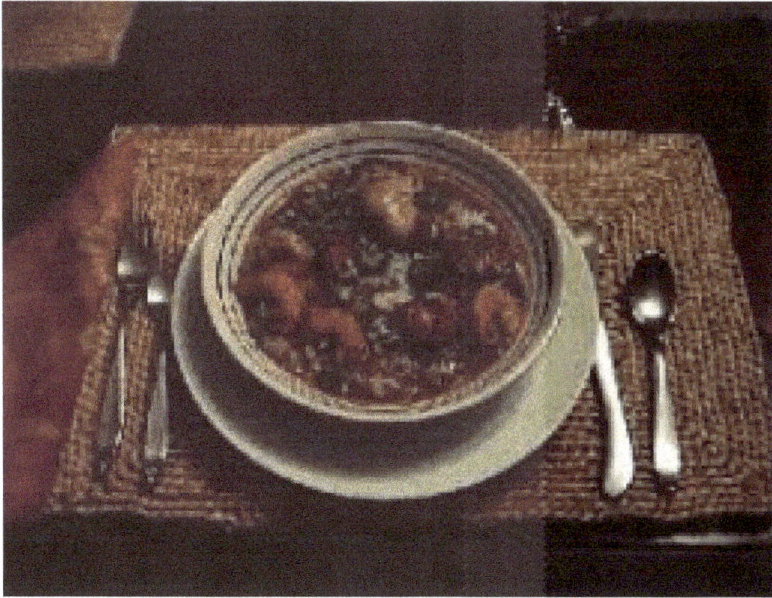

Thực hiện: 4 phần ăn

THÀNH PHẦN:
½ chén thịt xông khói thái hạt lựu
2 chén nước
1 pint Bạch tuộc tươi, hấp cho đến khi mềm
2 chén cơm hơi chín
1 pound cà chua đóng hộp
1 lon đậu bắp
½ chén hành tây thái hạt lựu
1 ớt xanh thái hạt lựu
¼ muỗng cà phê cayenne
½ chén cần tây thái hạt lựu
Muối và hạt tiêu cho vừa ăn

Đun sôi thịt xông khói trong nước trong 15 phút, sau đó thêm các nguyên liệu còn lại vào. Đun sôi cùng nhau trong mười phút. Phục vụ với bánh ngô ấm.

53. Rau củ nướng

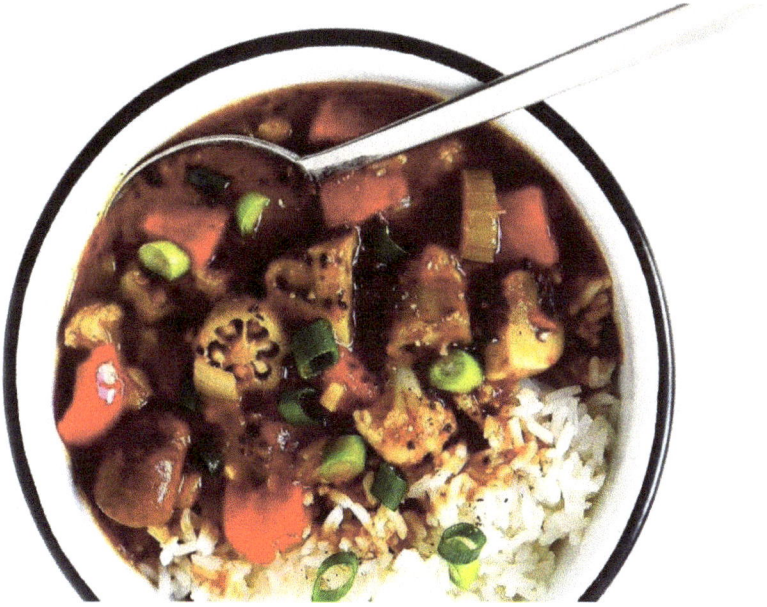

Thực hiện: 10 phần ăn

THÀNH PHẦN:
1 pound Đậu bắp tươi, đường. cắt lát
2 gói Đậu bắp thái lát đông lạnh (10oz)
đun sôi nước muối
1 Sườn cần tây, thái lát chéo
2 ớt chuông, trong dải
2 gói Đậu lima đông lạnh (10oz)
8 bắp ngô tươi
2 gói Ngô đông lạnh, rã đông (10oz)
Bơ hoặc bơ thực vật
vụn bánh mì
1 củ hành tây nhỏ, thái nhỏ
4 cà chua chín, thái lát
2 ớt Serrano, thái lát mỏng
1 muỗng cà phê húng quế tươi xắt nhỏ
½ muỗng cà phê húng quế khô, vụn
muối để hương vị
hạt tiêu đen để hương vị
½ chén Monterey Jack vụn

HƯỚNG DẪN:
a) Luộc sơ qua đậu bắp tươi trong nước muối sôi; làm khô hạn.
b) Chần cần tây trong nước muối sôi.
c) Thêm ớt chuông và đậu lima và nấu cho đến khi mềm; trong 30 giây cuối cùng, thêm ngô (không nấu quá chín), sau đó để ráo rau.
d) Bơ một đĩa nướng lớn và rắc vụn bánh mì; thêm một lớp hỗn hợp ngô-đậu và đậu bắp.
e) Kết hợp hành tây, cà chua và húng quế; muỗng lớp hỗn hợp hành tây-cà chua trên lớp dưới cùng trong món ăn.
f) Rắc ớt và nêm muối và hạt tiêu.
g) Chấm bơ và rắc vụn bánh mì.

h) Lặp lại lớp cho đến khi đầy soong.

i) Trên cùng là một lớp đậu bắp đã được nhúng qua vụn bánh mì và xào nhẹ với bơ; rắc đều phô mai vụn nếu muốn.

j) Nướng không đậy nắp trong 300 'đã được làm nóng trước trong 1 giờ.

54. kẹo cao su cá trê Cajun

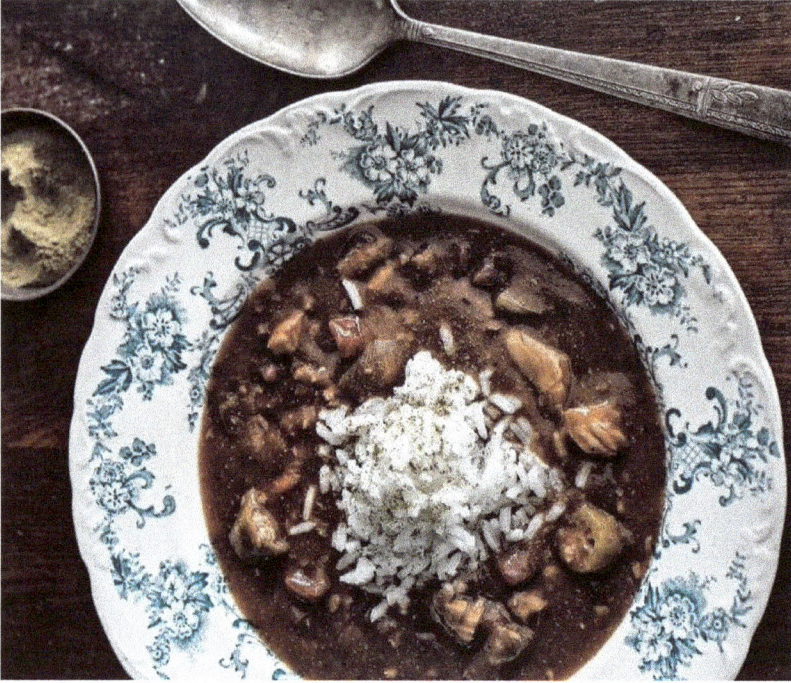

Thực hiện: 10 phần ăn

THÀNH PHẦN:
2 chén hành tây xắt nhỏ
2 chén Hành lá; băm nhỏ *
1 chén cần tây xắt nhỏ
½ chén ớt chuông; băm nhỏ
6 Cl Tỏi; băm nhỏ
6 miếng phi lê cá da trơn 7 oz; cắt
3 miếng phi lê cá da trơn 7 oz; cho st
1 cân Thịt cua; (móng vuốt)
1 cân Tôm; (bóc vỏ)
1½ chén dầu
1½ cốc bột mì
4 lít nước nóng
Muối; nếm thử
Ớt cayenne; nếm thử
* tách riêng và dự trữ rau xanh.

HƯỚNG DẪN:
a) Trong một nồi riêng, đun nhỏ lửa 3 (7 oz.) phi lê cá trê trong 1 lít nước muối nhạt trong 15 phút. Lọc qua vải pho mát và chất lỏng dự trữ. Chặt cá trê và thịt dự trữ. Trong nồi gumbo đáy nặng, thêm dầu và bột mì. Nấu trên lửa vừa cao khuấy liên tục cho đến khi vàng nâu. Thận trọng, không cháy sém! Thêm tất cả các gia vị trừ ngọn hành lá. Xào trong 5 phút.
b) Thêm tất cả cá kho và cá trê xắt nhỏ. Thêm nước nóng, mỗi lần một muôi, cho đến khi đạt được độ đặc của súp. Thêm thịt càng cua và một nửa số tôm. Giảm để đun nhỏ lửa. Nấu khoảng 45 phút, thỉnh thoảng khuấy. Thêm cá trê, tôm còn lại và ngọn hành lá. Nấu 10-15 phút. Nêm nếm bằng muối và ớt cayenne. Thêm nước nếu cần thiết để giữ lại thể tích. Phục vụ trên cơm trắng.

55. Bắp cải & giăm bông

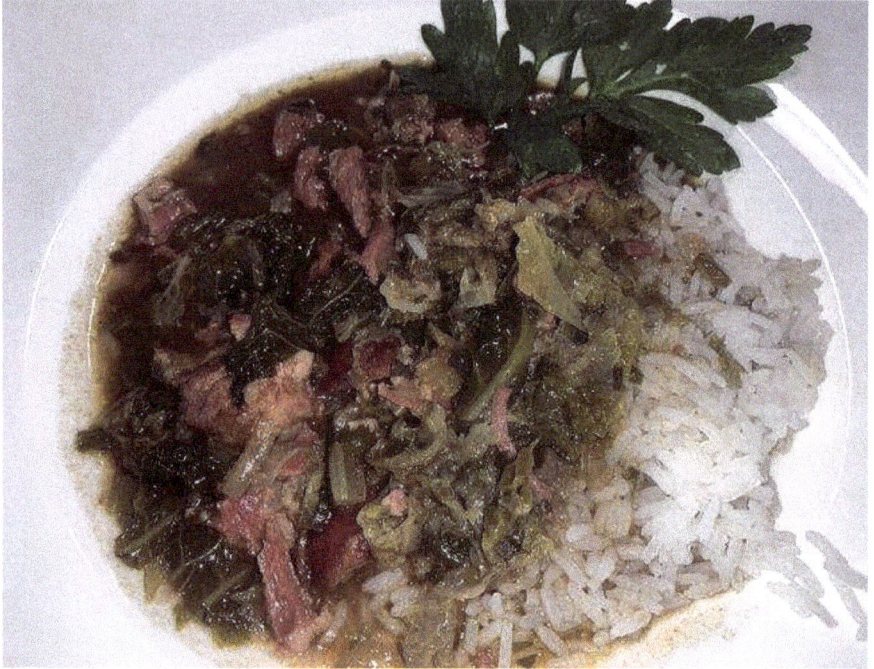

Làm cho: 4 phần ăn

THÀNH PHẦN:
- 1 chén dầu thực vật
- 1 chén bột mì
- 1½ chén hành tây xắt nhỏ
- 1 chén cần tây xắt nhỏ
- 1 chén ớt chuông xắt nhỏ
- 4 chén bắp cải savoy thái sợi
- 2 cân chân giò hun khói
- 1½ muỗng cà phê muối
- ¼ muỗng cà phê ớt cayenne
- 3 lá nguyệt quế
- 7 chén nước dùng gà
- 1 muỗng canh tinh chất emeril
- 2 muỗng canh rau mùi tây xắt nhỏ
- ½ chén hành lá xắt nhỏ
- 1 muỗng canh bột giũa
- 2 chén cơm trắng nấu chín

HƯỚNG DẪN:

a) Kết hợp dầu và bột trong một lò nướng lớn bằng gang hoặc gang tráng men của Hà Lan, trên lửa vừa. Khuấy từ từ và liên tục trong 20 đến 25 phút, tạo ra hỗn hợp roux màu nâu sẫm, màu của sô cô la. Thêm hành tây, cần tây và ớt chuông và tiếp tục khuấy trong 4 đến 5 phút hoặc cho đến khi héo. Thêm bắp cải và tiếp tục xào trong 2 phút. Thêm chân giò, muối, cayenne và lá nguyệt quế. Tiếp tục khuấy trong 3 đến 4 phút. Thêm nước dùng và Emeril's Essence. Khuấy cho đến khi hỗn hợp roux và nước dùng được kết hợp tốt. Đun sôi, sau đó giảm nhiệt xuống mức trung bình thấp. Nấu, không đậy nắp, thỉnh thoảng khuấy trong 2 tiếng rưỡi. Hớt bỏ phần mỡ nổi lên trên bề mặt. Tiếp tục đun nhỏ lửa trong 30 phút. Loại bỏ nhiệt.

b) Cho mùi tây, hành lá và bột năng vào xào cùng. Loại bỏ lá nguyệt quế và giăm bông. Xé thịt từ chân giò và đặt thịt trở lại kẹo cao su. Phục vụ trong bát sâu với cơm.

56. Gà-đậu bắp gumbo phong cách đồng bằng

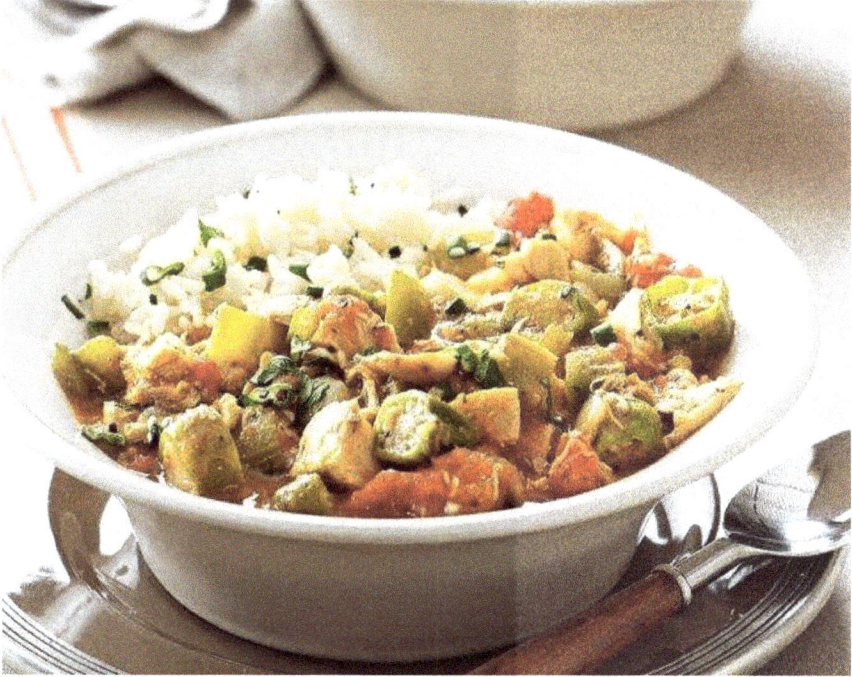

Thực hiện: 12 phần ăn

THÀNH PHẦN:
¼ cân thịt lợn muối
1 Gà rán, chặt miếng
Bột mì
3 muỗng canh Bơ
1 củ hành tây, lg, nhẹ, bóc vỏ/thái nhỏ
20 trái đậu bắp*
6 Cà chua, lớn, tươi, xắt nhỏ
1 quả ớt đỏ cay**
3 nhánh mùi tây, xắt nhỏ
1 lá nguyệt quế
3 lít nước, nhiều hơn nếu cần
muối để hương vị
Hương vị hạt tiêu
2 muỗng canh Bột mì (tùy chọn)
Cơm trắng nấu chín
* - đậu bắp có thể được cắt lát tươi hoặc có thể thay thế một gói đậu bắp đông lạnh 10 ounce đủ tan để tách các lát đậu bắp ra.

** - bỏ hạt, thái nhỏ.

HƯỚNG DẪN:
a) Rửa thịt lợn muối dưới nước lạnh để rửa sạch muối dư thừa. Thấm khô và thái hạt lựu nhỏ.
b) Đặt vào một nồi súp lớn, nặng và nấu trên lửa nhỏ cho đến khi hết chất béo. Lấy xúc xắc thịt heo chiên giòn ra và để ráo trên khăn giấy. Để qua một bên.
c) Thấm khô miếng thịt gà bằng khăn giấy và nạo nhẹ bằng bột mì. Ấn bột thành từng miếng, sau đó rũ bỏ hết bột thừa. Đun nóng thịt lợn muối đến gần như bốc khói. Nướng từng miếng thịt gà đã tẩm bột trên chảo mỡ nóng. Hủy bỏ như màu nâu và đặt sang một bên.

d) Đổ ra và loại bỏ chất béo. Thêm bơ vào nồi súp và đặt trên lửa nhỏ. Khi tan chảy, thêm hành tây và đậu bắp và nấu, khuấy thường xuyên bằng thìa gỗ, cho đến khi hành tây mềm. Cẩn thận đừng để đậu bắp bị cháy sém.

e) Cho gà trở lại nồi và thêm các thành phần còn lại trừ muối và hạt tiêu và bột mì tùy chọn. Để nhỏ lửa trong khoảng 1 tiếng rưỡi, thêm nước nếu cần. Loại bỏ nhiệt. Loại bỏ và loại bỏ lá nguyệt quế. Loại bỏ da và xương khỏi miếng thịt gà và cho thịt trở lại nồi. Hâm nóng lại nếu cần thiết. Nếu muốn, làm đặc hỗn hợp với 1-2 muỗng canh bột mì trộn với khoảng ½ cốc nước lạnh và khuấy trên lửa nhỏ thêm 10-15 phút nữa.

f) Múc vào bát súp lớn trên đống cơm trắng vừa nấu chín. Rắc xúc xắc thịt lợn giòn trên mỗi khẩu phần.

JAMBALAYA

57. Ngỗng om và gan ngỗng Jambalaya

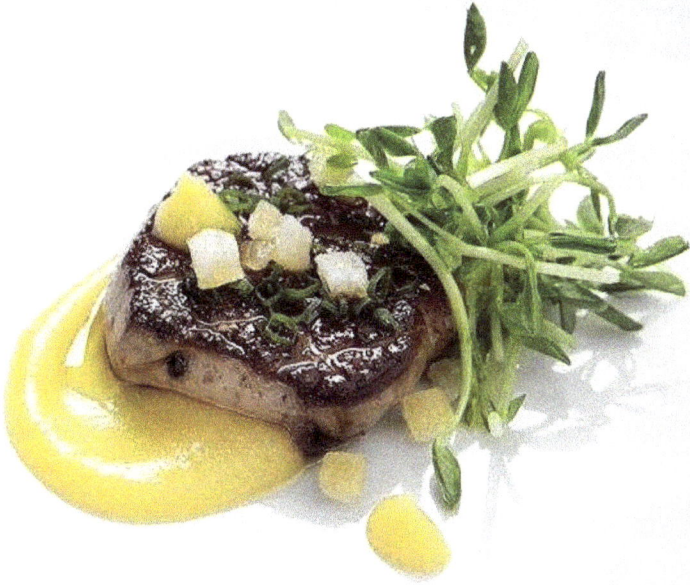

LÀM 4–6 PHẦN PHỤC VỤ

THÀNH PHẦN:
1 chén thịt ngỗng
6 ounces gan ngỗng, xắt nhỏ
12 tép tỏi, bóc vỏ và băm nhỏ
1 củ hành tây, thái hạt lựu vừa
2 ớt chuông xanh, thái hạt lựu vừa
6 cọng cần tây, thái hạt lựu vừa
2 lá nguyệt quế
1 muỗng cà phê ớt cayenne
4 muỗng canh muối kosher, hoặc nếm thử
½ chén rượu vang đỏ
2 chén cơm
4 chén nước dùng gia cầm
1 muỗng canh cây xô thơm tươi xắt nhỏ
1 muỗng canh húng tây tươi xắt nhỏ

HƯỚNG DẪN:
a) Nấu thịt ngỗng trong chảo vừa trên lửa lớn, đảo đều cho đến khi thịt có màu nâu. Giảm lửa nhỏ, thêm một ít nước, đậy nắp kín và nấu cho đến khi thịt mềm, khoảng 1–2 giờ.
b) Đặt chảo om đáy nặng trên lửa vừa và cao. Thêm gan ngỗng vào chảo và xoay để làm tan chảy trong 5 giây. Thêm tỏi, hành tây, ớt chuông, cần tây, lá nguyệt quế, ớt cayenne và muối. Đảo đều bằng thìa gỗ trong 3–5 phút hoặc cho đến khi hành tây trong mờ và rau củ mềm và bắt đầu chuyển sang màu nâu.
c) Thêm rượu và khuấy liên tục để khử men chảo, để chất lỏng bay hơi hoàn toàn.
d) Thêm thịt, gạo và nước dùng, đun nhỏ lửa jambalaya. Giảm nhiệt, đậy nắp chảo và nấu trong 10 phút. Tắt bếp, đậy vung và tiếp tục hấp cho đến khi cơm chín hết. Dùng nĩa xới cơm và thêm cây xô thơm và cỏ xạ hương.

58. Jambalaya đen của Bad Bart

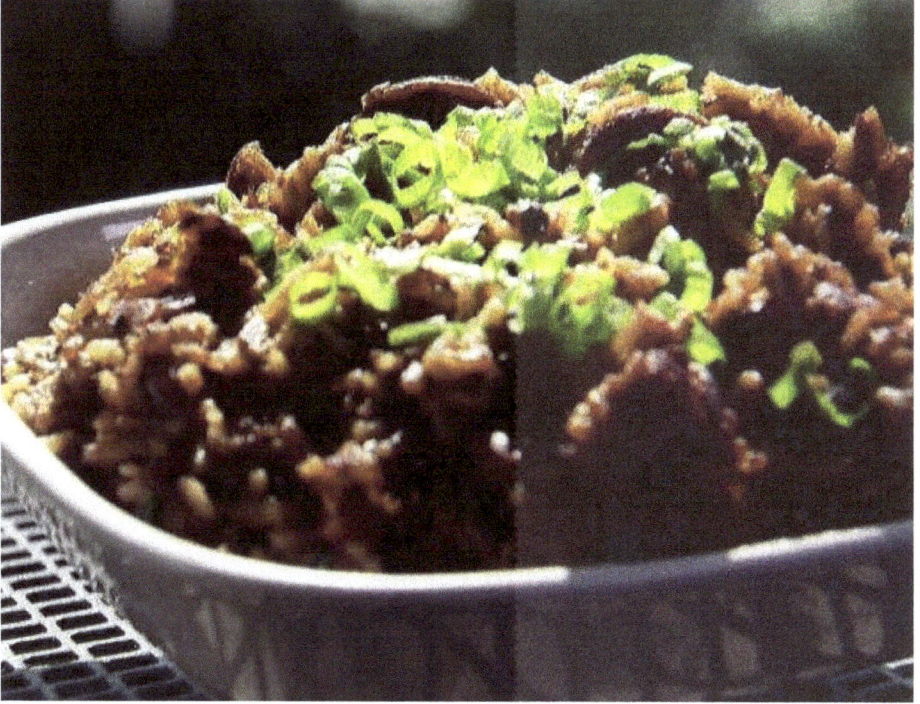

LÀM 10–12 PHẦN PHỤC VỤ

THÀNH PHẦN:
- 1/4 chén dầu thực vật
- 1 pound xúc xích hun khói Louisiana, chẳng hạn như andouille, chaurice hoặc hành lá, cắt thành những viên tròn dày 1/4 inch
- 1 củ hành tây lớn, thái hạt lựu
- 3 cọng cần tây, thái hạt lựu
- 2 ớt poblano, thái hạt lựu
- 1/4 chén tỏi băm
- ½ pound mông heo hun khói
- ½ pound đùi gà hun khói
- 1 lon (12 ounce) đậu mắt đen
- 4 chén nước dùng, tốt nhất là thịt lợn
- 2 muỗng canh oregano tươi xắt nhỏ
- 2 muỗng canh mùi tây lá phẳng xắt nhỏ
- 2 muỗng canh húng tây tươi xắt nhỏ
- 1 muỗng canh muối kosher
- 1 muỗng cà phê tiêu đen mới xay
- 1 muỗng cà phê ớt cayenne
- 2 chén gạo hạt dài Uncle Ben

HƯỚNG DẪN:

a) Trong một cái nồi lớn, nặng, tốt nhất là gang đen, đun nóng dầu trên lửa vừa. Thêm xúc xích và nấu cho đến khi nó cuộn lại. Thêm hành tây, cần tây, ớt và tỏi và xào cho đến khi trong mờ. Thêm thịt lợn và nấu 5 phút, khuấy thường xuyên. Thêm thịt gà và nấu thêm 5 phút nữa. Thêm đậu mắt đen và nấu thêm 5 phút nữa.

b) Thêm cổ phiếu và đun nhỏ lửa. Thêm các loại thảo mộc và gia vị, sau đó là gạo và đun nhỏ lửa. Đậy nắp và nấu trên lửa nhỏ cho đến khi cơm chín, khoảng 30 phút.

59. Thịt gà, tôm và xúc xích Jambalaya

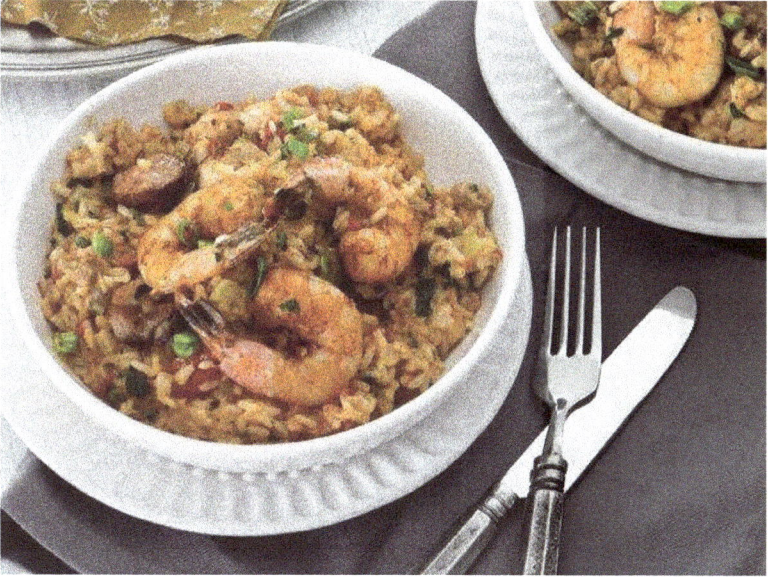

THÀNH PHẦN:
- 1 con gà, cắt thành 10 miếng, chia ức làm 4. Muối, hạt tiêu đen mới xay và gia vị Creole, để nếm thử
- 1/4 chén dầu thực vật
- 1 pound xúc xích hun khói, tốt nhất là thịt lợn, cắt thành những viên tròn dày 1/4 inch
- 1 củ hành tây lớn, xắt nhỏ
- 6 củ hành lá, cắt nhỏ, tách riêng phần xanh và trắng
- 1 quả ớt chuông xanh, xắt nhỏ
- 2 nhánh cần tây, xắt nhỏ
- 4 tép tỏi, băm nhỏ
- 3 cốc nước, hoặc nhiều hơn nếu cần
- ½ muỗng cà phê muối
- ½ muỗng cà phê tiêu đen mới xay
- 1 muỗng canh gia vị Creole
- 1 ½ chén gạo trắng hạt dài
- 2 pound tôm, bóc vỏ và rút chỉ, hoặc 1 pound tôm đông lạnh vừa bóc vỏ và rút chỉ, rã đông
- 1/3 chén rau mùi tây Ý phẳng

HƯỚNG DẪN:

a) Rửa sạch miếng thịt gà và thấm khô. Nêm tất cả các mặt với muối, hạt tiêu đen mới xay và gia vị Creole. Đun nóng dầu trong một cái nồi lớn, nặng. Khi gà nóng, rán vàng đều các mặt và vớt ra giấy thấm dầu. Làm nâu xúc xích và lấy ra khỏi nồi.

b) Nếu cần, thêm đủ dầu để phủ đáy nồi. Thêm hành tây, phần trắng của hành lá, ớt chuông và cần tây và xào cho đến khi trong suốt. Thêm tỏi và xào thêm một phút nữa. Thêm nước và gia vị và đun sôi ở nhiệt độ cao. Thêm gạo, đậy nắp và giảm nhiệt xuống thấp. Đun nhỏ lửa trong 20 phút. Cho tôm vào đảo nhẹ nhàng (lúc này đáy nồi vẫn còn một ít chất lỏng. Nếu không, thêm 1/4 chén nước để tạo độ ẩm trong khi nấu tôm), hành lá, mùi tây và đun nhỏ lửa. 10 phút nữa, hoặc cho đến khi nước đã được hấp thụ. Khuấy nhẹ nhàng để không làm vỡ các thành phần.

c) Ăn nóng với bánh mì Pháp nóng và salad và nước sốt Louisiana nóng bên cạnh.

60. Con tôm và xúc xích Jambalaya

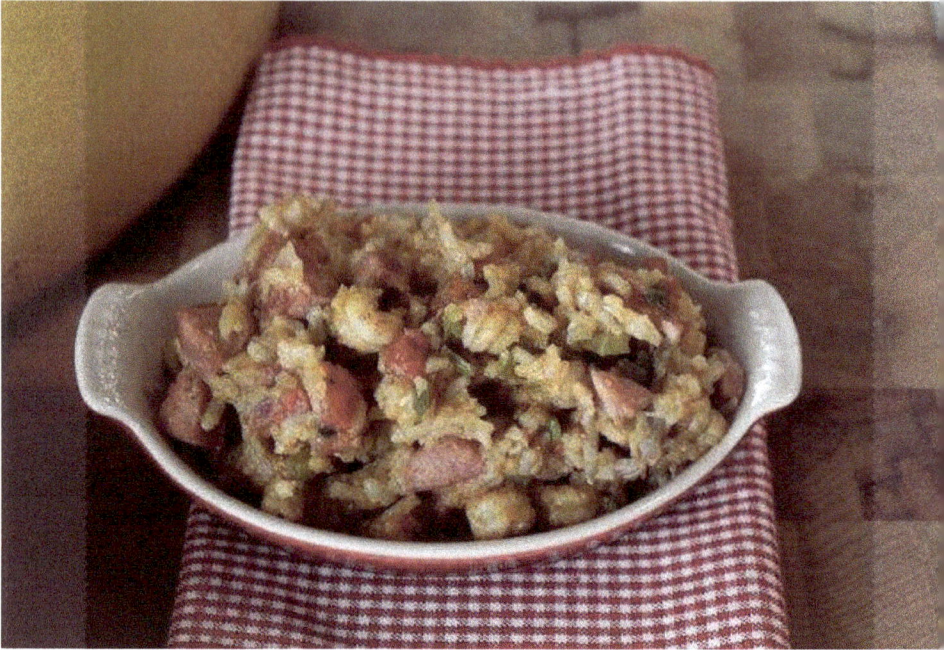

THÀNH PHẦN:
- 3 muỗng canh dầu thực vật
- 1 củ hành vừa, xắt nhỏ
- 1 bó hành lá, xắt nhỏ, tách riêng phần trắng và xanh
- 1 quả ớt chuông xanh, xắt nhỏ
- 2 nhánh cần tây, xắt nhỏ
- 3 tép tỏi, băm nhỏ
- 1 pound xúc xích hun khói, cắt thành những viên tròn dày 1/4 inch
- 1 lon (14,5 ounce) cà chua thái hạt lựu
- 1 muỗng canh bột cà chua
- 3 cốc nước dùng hải sản, tốt nhất là nước dùng gà hoặc nước
- ½ thìa húng tây khô
- 1/4 muỗng cà phê gia vị Creole
- ½ muỗng cà phê muối
- ½ muỗng cà phê tiêu đen mới xay
- 1 muỗng cà phê nước sốt Worrouershire
- 1 ½ chén gạo
- 1 pound đuôi tôm Louisiana có mỡ
- 2 muỗng canh mùi tây lá phẳng xắt nhỏ

HƯỚNG DẪN:

a) Đun nóng dầu trong một cái nồi lớn, nặng. Thêm hành tây, phần trắng của hành lá, ớt chuông và cần tây và xào cho đến khi trong suốt. Thêm tỏi và xúc xích và xào thêm vài phút nữa. Thêm cà chua, bột cà chua, nước kho và đun sôi. Thêm gia vị trừ rau mùi tây, giảm nhiệt xuống thấp, đậy nắp và đun nhỏ lửa trong 5 phút. Đun sôi trở lại và thêm gạo. Giảm nhiệt một lần nữa và đun nhỏ lửa, đậy nắp, trong 10 phút. Thêm đầu tôm và hành lá và đun nhỏ lửa cho đến khi chất lỏng được hấp thụ, khoảng 20 phút nữa. Tắt bếp và rắc mùi tây lên trên.

61. mì ống

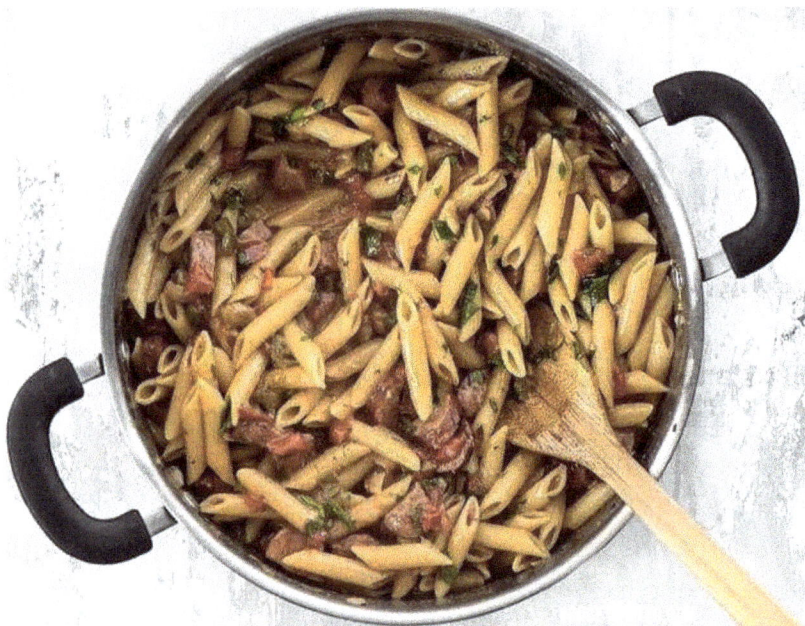

LÀM 6–8 PHẦN PHỤC VỤ

THÀNH PHẦN:
- 3 muỗng canh dầu thực vật như cải dầu
- ½ pound xúc xích hun khói, cắt thành những viên tròn dày ½ inch
- 2 ức gà không xương, không da, cắt miếng vuông vừa ăn
- 1 củ hành tây lớn, xắt nhỏ
- ½ quả ớt chuông xanh, xắt nhỏ
- 2 nhánh cần tây, xắt nhỏ
- 6 củ hành lá, xắt nhỏ
- 3 tép tỏi lớn, băm nhỏ
- 1 lon (14,5 ounce) cà chua thái hạt lựu
- 3 chén nước dùng gà, tự làm hoặc đóng hộp
- ½ thìa húng tây khô
- ½ muỗng cà phê gia vị Creole
- Muối và hạt tiêu đen mới xay, để nếm
- 12 ounce mì spaghetti hoặc mì ống khác

HƯỚNG DẪN:
a) Đun nóng dầu trong một cái nồi lớn, nặng. Nướng xúc xích ở cả hai mặt trên lửa lớn và lấy ra khỏi nồi. Làm nâu các viên gà và lấy ra khỏi nồi. Giảm nhiệt xuống lửa vừa xào hành tây, ớt chuông, cần tây và hành lá cho đến khi héo. Thêm tỏi và xào thêm một phút nữa. Thêm cà chua và nước dùng gà và cho lại xúc xích và thịt gà vào nồi. Đun nhỏ lửa, đậy nắp, trong 15 phút.

b) Thêm mì ống và khuấy nó vào chất lỏng. Đun nhỏ lửa, đậy nắp, ở nhiệt độ trung bình thấp, thỉnh thoảng khuấy trong 15 phút nữa hoặc cho đến khi mì ống chín và đã hấp thụ hầu hết chất lỏng.

62. Nồi nấu chậm Jambalaya

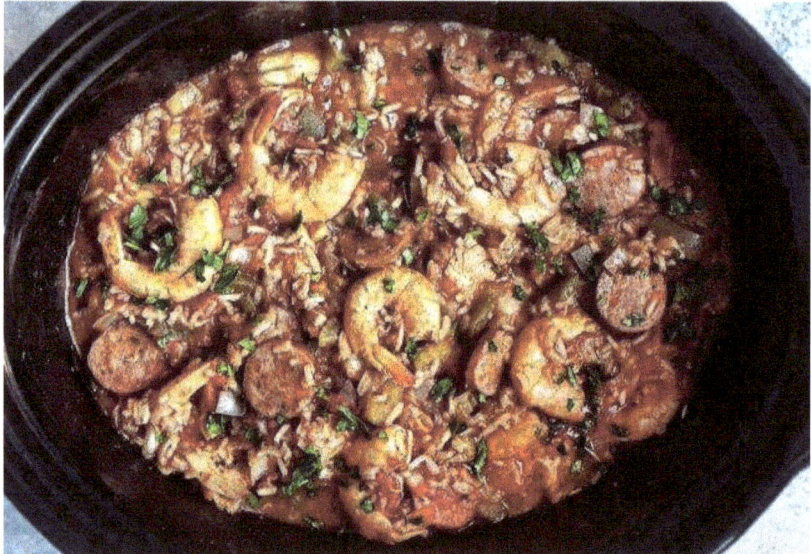

LÀM 6–8 PHẦN PHỤC VỤ

THÀNH PHẦN:
- 1 ½ pound đùi gà không xương, rửa sạch, loại bỏ mỡ thừa và cắt thành khối 1 inch
- 3 mắt xúc xích xông khói Cajun (tổng cộng khoảng 14 ounce), cắt thành những viên tròn dày 1/4 inch
- 1 củ hành vừa, xắt nhỏ
- 1 quả ớt chuông xanh, xắt nhỏ
- 1 cọng cần tây, xắt nhỏ
- 3 tép tỏi, băm nhỏ
- 2 muỗng canh tương cà chua
- 1 muỗng cà phê gia vị Creole
- 1 muỗng cà phê muối
- ½ muỗng cà phê tiêu đen mới xay
- ½ muỗng cà phê sốt Tabasco
- ½ muỗng cà phê nước sốt Worrouershire
- 2 chén nước luộc gà
- 1 ½ chén gạo hạt dài
- 2 pound tôm vừa, bóc vỏ và rút chỉ (tùy chọn)

HƯỚNG DẪN:
a) Cho tất cả nguyên liệu (trừ tôm, nếu dùng) vào nồi nấu chậm. Khuấy đều, đậy nắp và nấu ở nhiệt độ thấp trong 5 giờ.
b) Nếu sử dụng tôm, hãy nhẹ nhàng khuấy chúng sau 5 giờ nấu và nấu ở nhiệt độ cao thêm 30 phút đến 1 giờ nữa hoặc cho đến khi tôm chín nhưng không quá chín.

63. Jambalaya đậu đỏ

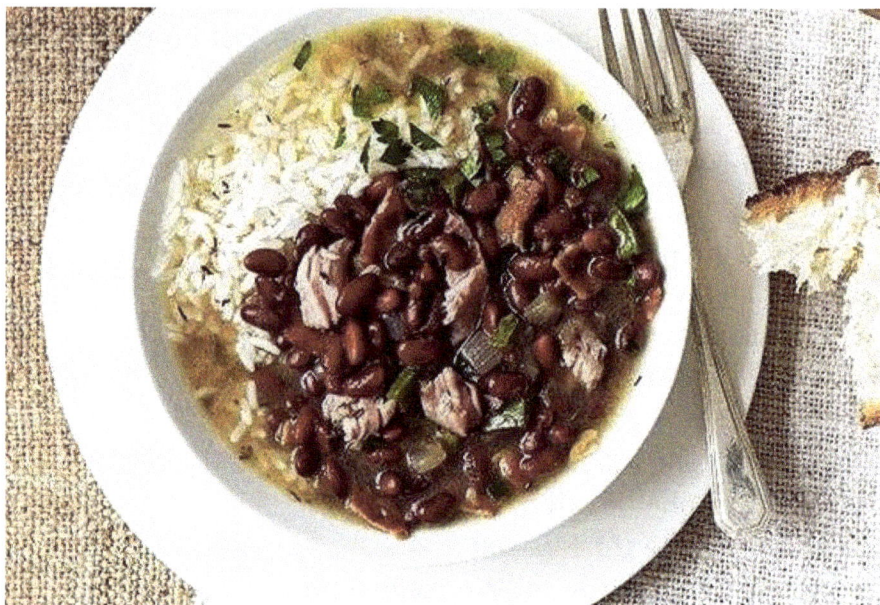

Làm cho 4 phần ăn

THÀNH PHẦN:
- 1 muỗng canh dầu ô liu
- 1 củ hành vàng vừa, xắt nhỏ
- 2 xương sườn cần tây, xắt nhỏ
- 1 quả ớt chuông xanh vừa, xắt nhỏ
- 3 tép tỏi, băm nhỏ
- 1 chén gạo hạt dài
- 3 cốc nấu chín hoặc 2 lon (15,5 ounce) đậu đỏ sẫm
- 1 (14,5-ounce) lon cà chua thái hạt lựu, để ráo nước
- (14,5-ounce) lon cà chua nghiền
- (4 ounce) ớt xanh nhạt, để ráo nước
- 1 muỗng cà phê cỏ xạ hương khô
- 1/2 muỗng cà phê kinh giới khô
- 1 muỗng cà phê muối
- Hạt tiêu vừa mới nghiền
- 21/2 chén nước luộc rau
- 1 muỗng canh mùi tây tươi xắt nhỏ, để trang trí
- Nước sốt Tabasco (tùy chọn)

HƯỚNG DẪN:
a) Trong một cái chảo lớn, đun nóng dầu trên lửa vừa. Thêm hành tây, cần tây, ớt chuông và tỏi. Đậy nắp và nấu cho đến khi mềm, khoảng 7 phút.

b) Cho gạo, đậu, cà chua thái hạt lựu, cà chua nghiền, ớt, húng tây, kinh giới, muối và tiêu đen vào đảo đều. Thêm nước dùng, đậy nắp và đun nhỏ lửa cho đến khi rau mềm và gạo mềm, khoảng 45 phút.

c) Rắc rau mùi tây và một chút Tabasco, nếu dùng, và phục vụ.

64. Thịt hầm Jambalaya nướng

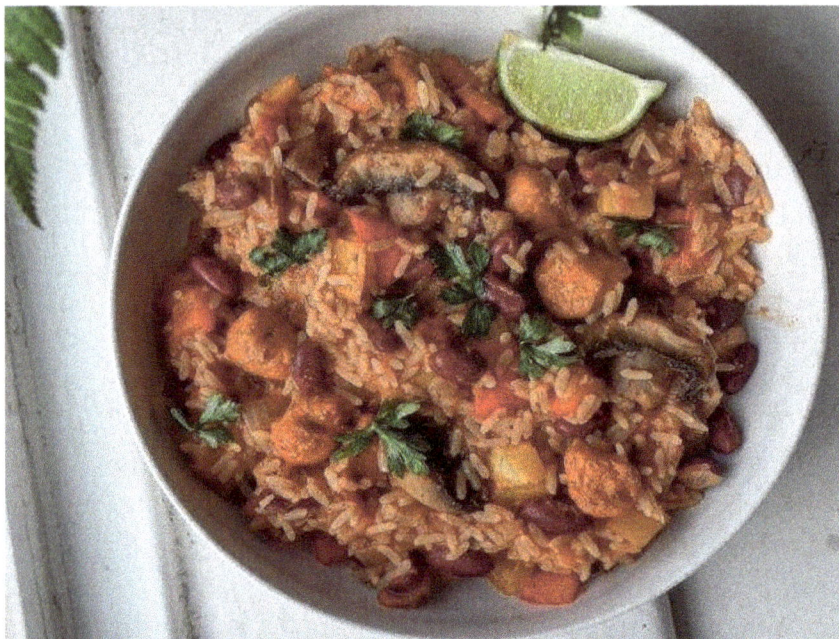

Làm cho 4 phần ăn

THÀNH PHẦN:
- 10 ounce tempeh
- 2 muỗng canh dầu ô liu
- 1 củ hành vàng vừa, xắt nhỏ
- 1 quả ớt chuông xanh vừa, xắt nhỏ
- 2 tép tỏi, băm nhỏ
- 1 lon (28-ounce) cà chua thái hạt lựu, không để ráo nước
- 1⁄2 chén gạo trắng
- 11⁄2 chén nước luộc rau
- 11⁄2 cốc nấu chín hoặc 1 (15,5-ounce) lon đậu đỏ sẫm
- 1 muỗng canh mùi tây tươi xắt nhỏ
- 11⁄2 muỗng cà phê gia vị Cajun
- 1 muỗng cà phê cỏ xạ hương khô
- 1⁄2 muỗng cà phê muối
- 1⁄4 muỗng cà phê tiêu đen mới xay

HƯỚNG DẪN:
a) Trong một nồi nước sôi vừa, nấu tempeh trong 30 phút. Để ráo nước và lau khô. Cắt thành xúc xắc 1⁄2 inch. Làm nóng lò ở 350 ° F.
b) Trong một cái chảo lớn, đun nóng 1 muỗng canh dầu trên lửa vừa. Thêm tempeh và nấu cho đến khi chín vàng cả hai mặt, khoảng 8 phút. Chuyển tempeh vào đĩa nướng 9 x 13 inch và đặt sang một bên.
c) Trong cùng một chảo, đun nóng 1 muỗng canh dầu còn lại trên lửa vừa. Thêm hành tây, ớt chuông và tỏi. Đậy nắp và nấu cho đến khi rau mềm, khoảng 7 phút.
d) Thêm hỗn hợp rau vào đĩa nướng với tempeh. Khuấy cà chua với chất lỏng của chúng, cơm, nước dùng, đậu tây, rau mùi tây, gia vị Cajun, cỏ xạ hương, muối và tiêu đen.
e) Trộn đều, sau đó đậy kín và nướng cho đến khi gạo mềm, khoảng 1 giờ. Phục vụ ngay lập tức.

65. Xúc xích Jambalaya

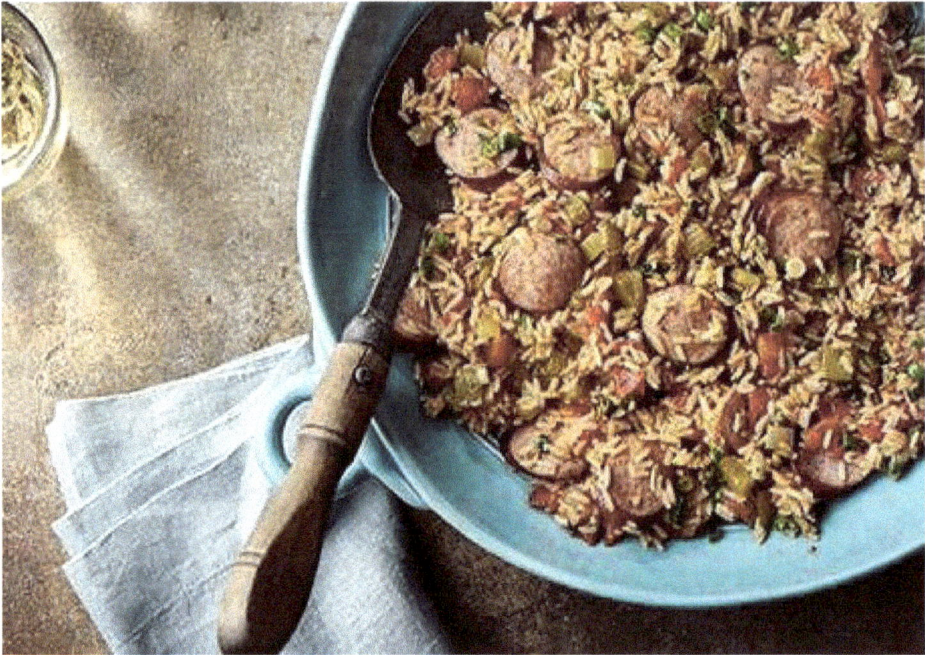

Thực hiện: 6–8 phần ăn

THÀNH PHẦN:
- ½ chén bơ hoặc bơ thực vật
- 1 củ hành tây lớn, xắt nhỏ
- 1 quả ớt chuông xanh lớn, xắt nhỏ
- ½ chén cần tây thái hạt lựu
- 1 muỗng canh tỏi băm
- 1 pound xúc xích hun khói nấu chín hoàn toàn, thái lát
- 3 chén nước luộc gà
- 2 chén gạo trắng chưa nấu chín
- 1 chén cà chua xắt nhỏ
- ½ chén hành lá xắt nhỏ
- 1-½ muỗng canh mùi tây
- 1 muỗng canh sốt Worrouershire
- 1 muỗng canh sốt Tabasco

HƯỚNG DẪN:
a) Làm nóng lò ở 375 độ.

b) Trong một cái chảo, làm tan chảy bơ. Xào hành tây, ớt chuông, cần tây và tỏi trong bơ cho đến khi mềm.

c) Trong một bát lớn, kết hợp xúc xích, nước dùng, gạo, cà chua, hành lá, rau mùi tây, sốt Worrouershire và sốt Tabasco. Khuấy rau xào vào hỗn hợp xúc xích.

d) Trải vào chảo 9x13 inch đã bôi mỡ.

e) Che và nướng 20 phút. Khuấy, đậy nắp và nướng thêm 20 phút nữa.

f) Khuấy, đậy nắp và nướng trong 5–10 phút cuối cùng hoặc cho đến khi cơm chín.

66. Gà Jambalaya với xúc xích

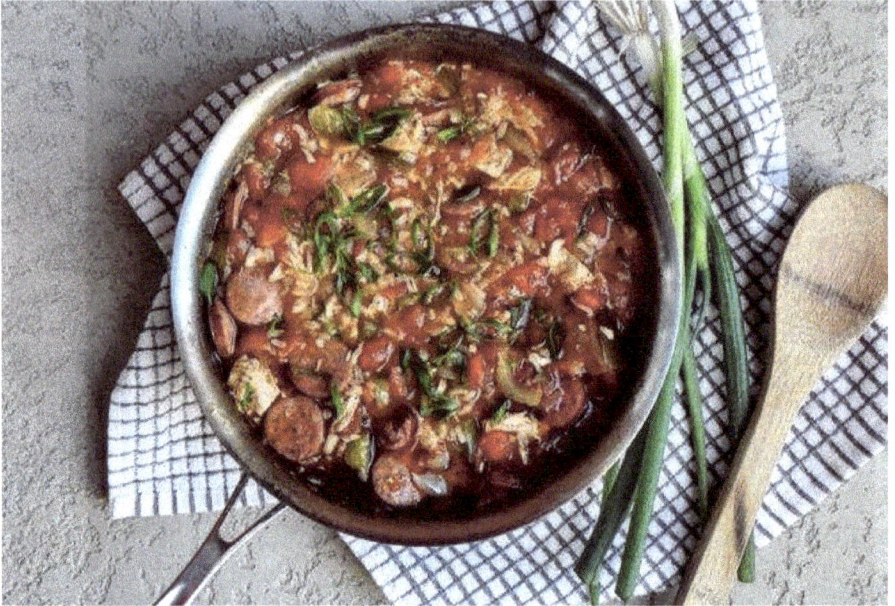

Làm cho 1 quart

- 1 muỗng canh dầu ô liu
- 3 đến 4 pound (1,4 đến 1,8 kg) đùi và ức gà không xương, không da, cắt thành miếng vừa ăn
- 2 chén xúc xích hun khói, cắt thành khối
- 2 chén hành tây xắt nhỏ
- 2 chén ớt chuông xắt nhỏ
- 2 xương sườn cần tây, xắt nhỏ
- 6 tép tỏi, băm nhỏ
- 2 muỗng canh ớt bột hun khói
- 2 muỗng canh cỏ xạ hương khô
- Ớt cayenne, để hương vị
- 2 muỗng canh hỗn hợp gia vị Cajun
- 6 chén cà chua bóc vỏ với nước ép, chia
- ¼ muỗng cà phê nước sốt tiêu nóng
- 4 chén nước dùng gà
- 4 chén nước
- Muối và hạt tiêu cho vừa ăn

a) Trong một cái nồi lớn, làm ấm dầu ô liu và làm nâu nhẹ 6 THÀNH PHẦN đầu tiên:.

b) Trong một bát nhỏ, trộn ớt bột, muối, hạt tiêu, cỏ xạ hương, ớt cayenne và hỗn hợp gia vị Cajun.

c) Rắc hỗn hợp rau và thịt với hỗn hợp gia vị, sau đó thêm cà chua và nước sốt nóng, và khuấy đều để kết hợp.

d) Múc nguyên liệu vào lọ quart đã khử trùng, không đổ đầy quá nửa lọ.

e) Trong khi đó, cho nước dùng, nước ép cà chua và nước vào nồi kho và đun sôi, làm sạch đáy nồi.

f) Múc 2 cốc chất lỏng nóng vào mỗi bình, để trống 1 inch trên đầu. Bạn có thể đổ thêm nước nếu cần.

g) Đậy nắp lọ và xử lý trong hộp áp suất trong 90 phút ở 10 PSI, điều chỉnh theo độ cao.

67. Jambalaya-Bắp cải cuộn

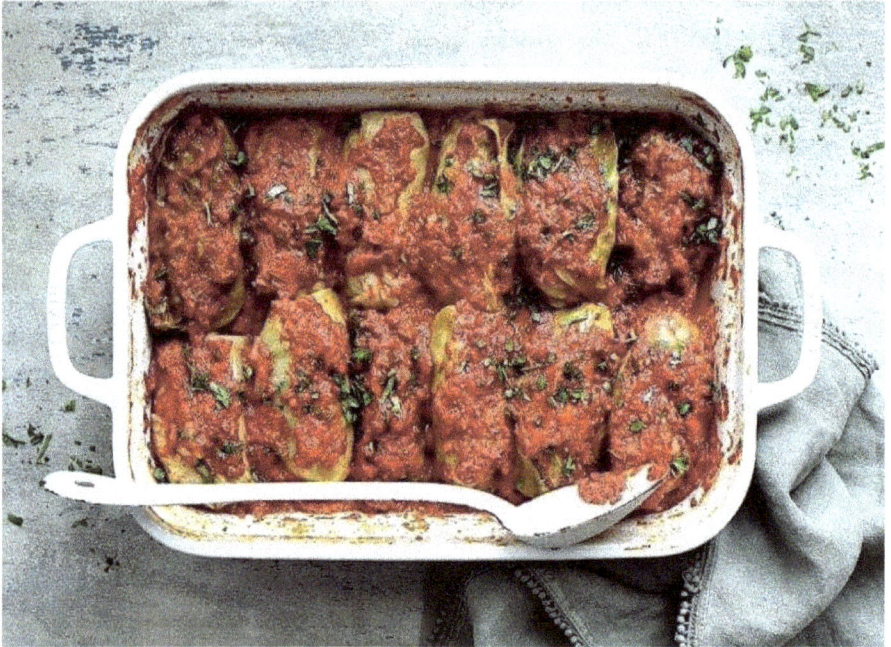

Thực hiện: 6 ĐẾN 8 PHỤC VỤ

THÀNH PHẦN:
- 2 muỗng canh dầu ô liu siêu nguyên chất
- 1 pound xúc xích andouille, xắt nhỏ
- 1 quả ớt chuông đỏ lớn, thái hạt lựu
- 1 ớt chuông xanh lớn, thái hạt lựu
- 1 củ hành đỏ lớn, xắt nhỏ
- 1 (14,5-ounce) lon cà chua thái hạt lựu, không để ráo nước
- 2 muỗng canh tương cà chua
- 5 tép tỏi, băm nhỏ
- 2½ muỗng cà phê gia vị Cajun, chia
- 2 muỗng cà phê cỏ xạ hương khô
- 2 thìa cà phê ớt bột
- 2 muỗng cà phê nước sốt Worrouershire
- 1½ muỗng cà phê muối cần tây
- 3 lá nguyệt quế
- 6 chén nước dùng rau, chia
- 1½ chén gạo trắng chưa nấu chín
- 1 pound tôm sống vừa, bóc vỏ và bỏ chỉ
- 1 đầu bắp cải lớn, bỏ từng lá
- Dầu thực vật, để bôi trơn
- 1 chén nước sốt cà chua đóng hộp
- Muối Kosher và hạt tiêu đen, để hương vị

HƯỚNG DẪN:
a) Trong một stockpot lớn trên lửa vừa, làm mưa phùn dầu. Khi dầu nóng, thả xúc xích vào và nấu cho đến khi nó có màu nâu. Lấy xúc xích ra khỏi nồi và đặt nó sang một bên.

b) Tiếp theo, thêm ớt và hành tây. Nấu cho đến khi chúng mềm và đẹp mắt, sau đó thêm cà chua (cùng với nước ép), bột cà chua và tỏi. Khuấy đều. Thêm 2 thìa cà phê gia vị Cajun, cỏ xạ hương, ớt bột, sốt Worrouershire, muối cần tây, lá nguyệt quế và 3 chén nước luộc rau. Đảo đều các nguyên liệu , sau đó cho xúc xích trở lại nồi cùng với cơm chưa nấu chín. Khuấy lại và nấu trong 25 đến

30 phút hoặc cho đến khi chất lỏng được hấp thụ. Sau đó cho tôm vào, đảo đều rồi tắt bếp. Đặt sang một bên.

c) Trong một nồi kho riêng trên lửa vừa, thêm lá bắp cải và 3 chén nước luộc rau còn lại. Nấu cho đến khi bắp cải mềm, sau đó để ráo nước và để nguội.

d) Nhẹ dầu một món nướng. Quấn khoảng ¼ chén jambalaya trong mỗi lá bắp cải và đặt các cuộn vào đĩa nướng. Đặt sang một bên.

e) Trong một bát nhỏ, kết hợp nước sốt cà chua, ½ thìa cà phê gia vị Cajun, muối và hạt tiêu còn lại. Khuấy cho đến khi kết hợp tốt.

f) Đổ nước sốt cà chua lên khắp các cuộn bắp cải, sau đó đậy đĩa nướng bằng giấy nhôm và nướng trong lò từ 25 đến 30 phút. Lấy ra khỏi lò và để nguội trước khi ăn.

68. Quinoa jambalaya

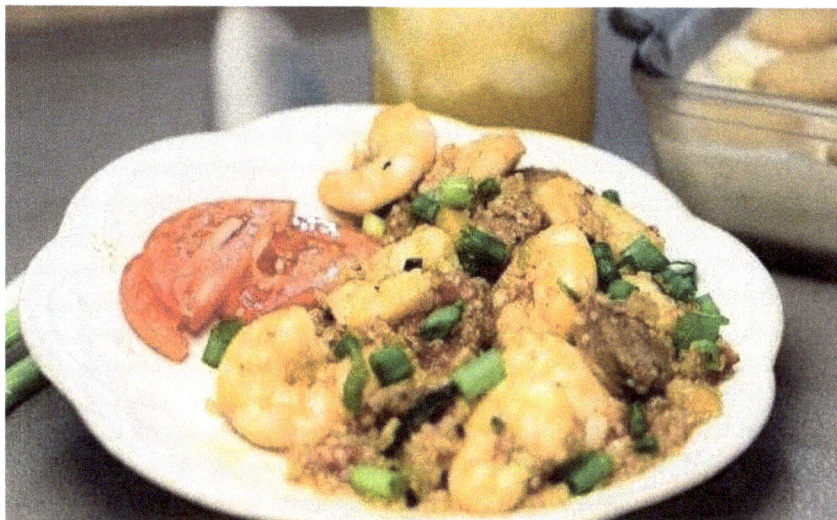

Thực hiện: 6 phần ăn

THÀNH PHẦN:
- 1 muỗng canh dầu mè cay
- 1 muỗng canh bột mì nguyên chất
- 1 củ hành vừa; thái hạt lựu
- 1 tép tỏi; băm nhỏ
- 28 ounce cà chua nghiền
- 1 lá nguyệt quế
- ½ thìa húng tây khô
- ¾ muỗng cà phê muối biển Lima
- 1 cốc Eden Quinoa; rửa sạch
- 1 quả ớt xanh; thái hạt lựu
- ½ chén rau mùi tây, xắt nhỏ
- 1 chén cần tây; băm nhỏ
- 2 củ Hành lá; xắt lát mỏng

HƯỚNG DẪN:
a) Đun nóng dầu trong một cái chảo nặng. Thêm bột và khuấy cho đến khi tỏa ra mùi thơm (3 phút). Thêm hành tây, tỏi, cà chua, lá nguyệt quế, húng tây và muối. Trộn và đun nhỏ lửa, đậy nắp trong 10 phút.

b) Thêm nước vào kho. Đun sôi. Thêm quinoa, ớt xanh, rau mùi tây, cần tây và hành lá. Đậy nắp và nấu thêm 3-5 phút nữa.

c) Tắt nhiệt và để yên trong 10 phút. Thêm hạt tiêu. Trộn đều. Phục vụ.

69. Jambalaya cá sấu

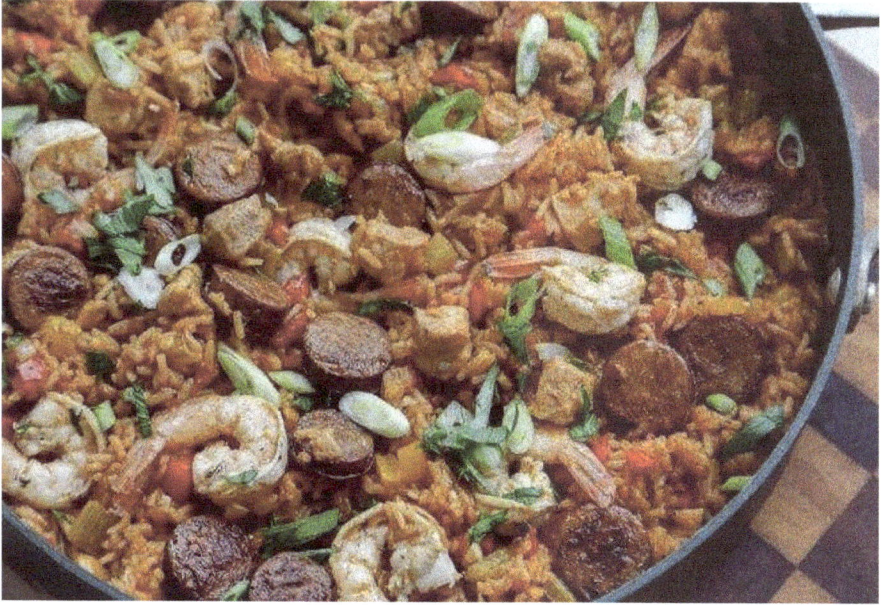

Thực hiện: Liên kết 256 inch

THÀNH PHẦN:
- 1 pound phi lê cá sấu ướp cắt thành từng miếng nhỏ
- 1 pound Xúc xích nóng (Ý) cắt thành khối
- 3 muỗng canh dầu
- ⅔ chén ớt chuông xắt nhỏ
- 2 tép tỏi đập dập
- ¾ chén mùi tây
- 1 chén mùi tây tươi xắt nhỏ
- 1 chén cần tây xắt nhỏ
- 2 lon Cà chua (16 oz mỗi lon)
- 2 chén nước dùng gà
- 1 chén Hành lá
- 2 muỗng cà phê Oregano
- 2 lát Sốt cay đỏ (tùy chọn)
- gia vị cajun
- muối để hương vị
- 2 chén gạo trắng thô

a) Xào ớt chuông, tỏi, mùi tây và cần tây. Trong khi nấu, thêm cà chua và chất lỏng của chúng, nước dùng gà và hành lá vào nồi có thể nấu trên bếp và trong lò (đồ Corning)

b) Cho gia vị vào xào, cơm sống, xúc xích và phi lê cá sấu miếng vừa ăn.

c) Nấu ở nhiệt độ trung bình cao cho đến khi chất lỏng được hấp thụ và sau đó nướng trong lò trong 25 phút.

70. Bayou boeuf jambalaya

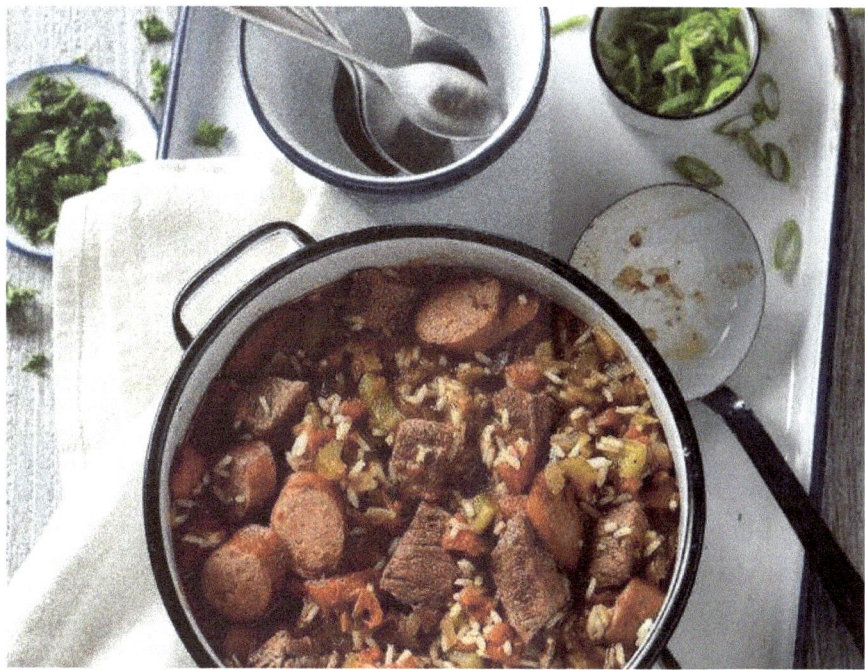

Làm cho: 6 phần ăn

THÀNH PHẦN:
1 muỗng canh rút ngắn
¼ pound xúc xích Kosher, cắt khối
1 nhánh cỏ xạ hương
1 củ hành tây, thái lát
Muối và hạt tiêu để hương vị
2 chén cà chua
1 chén gạo hạt dài chưa nấu chín
1 muỗng canh bột mì
¼ chén tiêu xanh, băm nhỏ
1 lá nguyệt quế
1 nhánh rau mùi tây, băm nhỏ
1 tép tỏi, băm nhỏ
1 pound xúc xích hun khói Kosher.
1¼ chén nước ép cà chua

Làm tan chảy shortening trong chảo nặng trên lửa vừa. Khuấy bột mì, xúc xích Ý và tiêu xanh. Đun nhỏ lửa trong 5 phút, khuấy liên tục.

Thêm các thành phần còn lại trừ gạo. Đun sôi. Thêm gạo vào chất lỏng. Đậy nắp và đun nhỏ lửa trong 40 phút. cho đến khi tất cả chất lỏng được hấp thụ.

71. Đậu mắt đen và xúc xích jambalaya

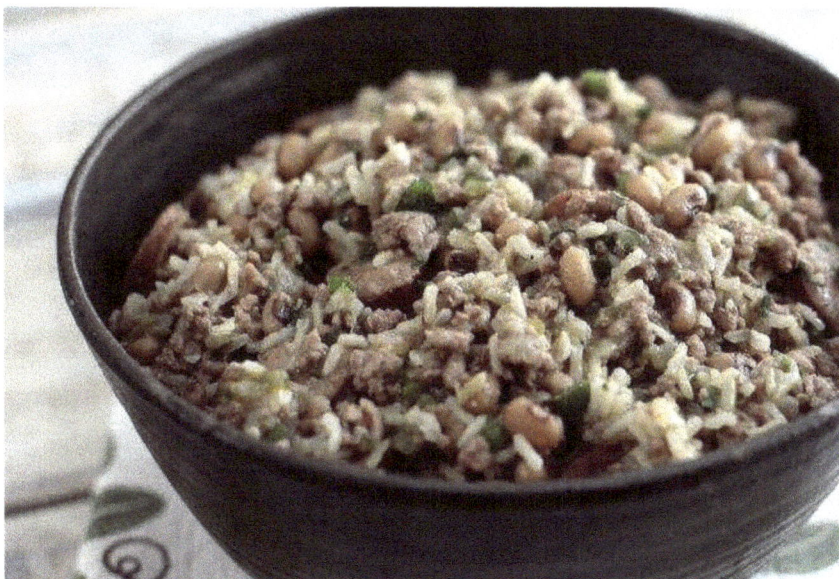

Thực hiện: 25 phần ăn

THÀNH PHẦN:
2 cân Hành trắng; băm nhỏ
2 bó Hành lá; băm nhỏ
1 quả ớt chuông xanh lớn; băm nhỏ
5 tép tỏi; băm nhỏ
1 chén Rau mùi tây; băm nhỏ
3 cân Thịt muối*
3 pound Xúc xích hun khói nóng
3 pound gạo chưa nấu chín
12 cốc) nước

*luộc chín, cắt miếng nhỏ Xúc xích chiên sơ, cắt miếng vừa ăn. Xào hành tây, hạt tiêu, tỏi và rau mùi tây. Nấu cho đến khi khập khiễng. Thêm thịt muối, xúc xích, đậu đen và cơm.

Nêm nếm gia vị. Thêm 12 cốc nước. Đun sôi; trộn đều và đậy kín. Nấu ở nhiệt độ thấp nhất trong 45 phút. Không tháo nắp trong thời gian này. Tháo nắp trong 5 đến 10 phút trước khi phục vụ.

72. Jambalaya tôm vỡ

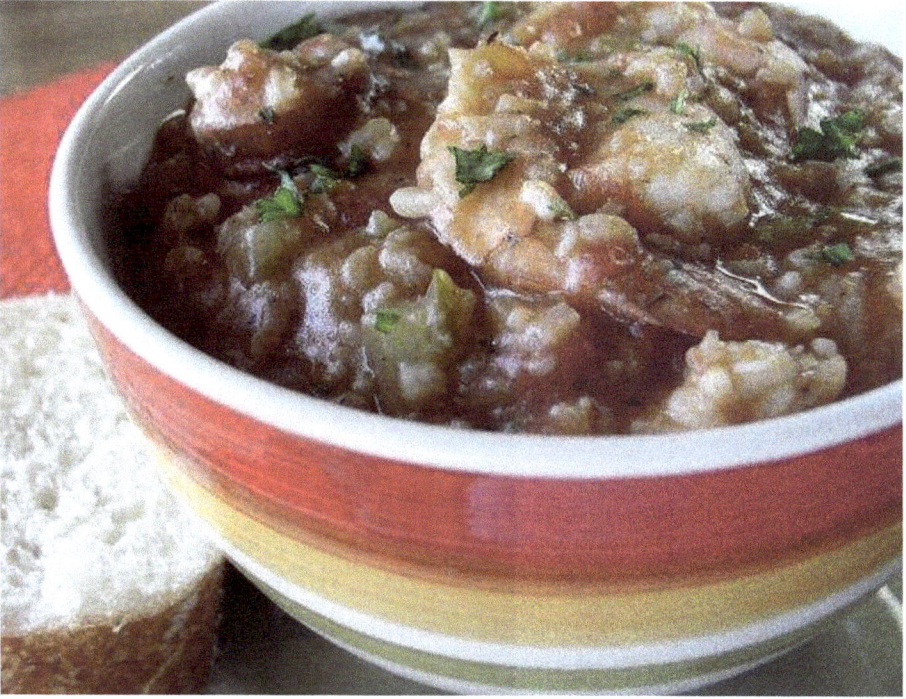

Làm cho: 6 phần ăn

THÀNH PHẦN:
1½ pound Tôm vỡ (nấu chín)
1 chén dầu đậu phộng
4 củ Hành tây, xắt nhỏ
5 tép tỏi
2 bó hẹ
1 quả ớt chuông, xắt nhỏ
2 thìa cà phê ớt bột
1 x Tiêu đỏ, đen, trắng
1 x Muối
¼ pound Xúc xích xông khói 3 c Ri
5 chén nước

Đun nóng dầu, thêm hành, tỏi, hẹ tây, ớt chuông, xúc xích hun khói, ớt bột, muối và ớt vào xào đều. Thêm miếng tôm, gạo và nước. Đun sôi, đậy nắp và để lửa rất nhỏ, hấp trong 20 đến 25 phút. Khuấy bằng nĩa và thay thế nắp.

73. Boudin với bột jambalaya

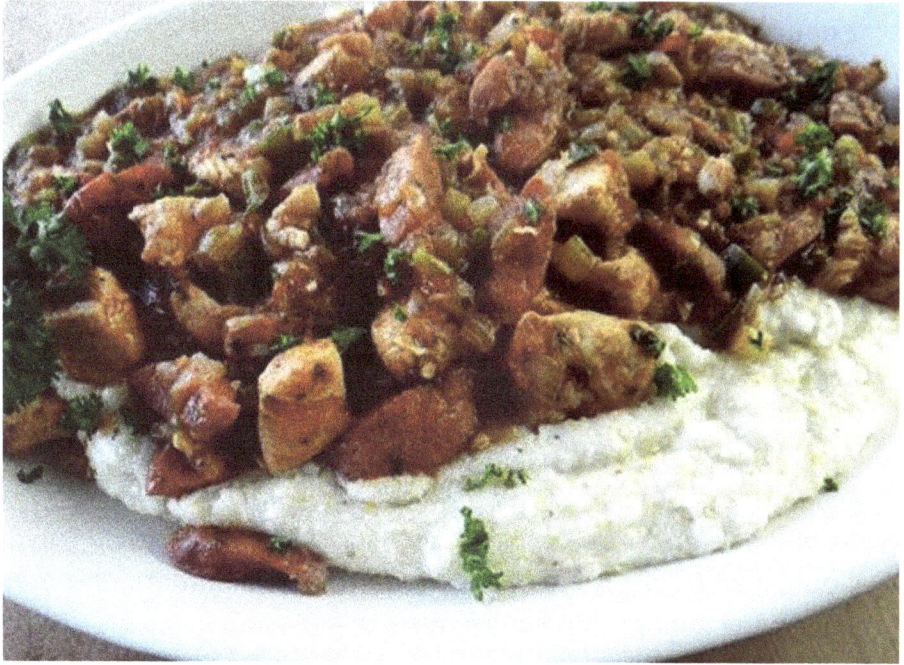

Làm cho: 4 phần ăn

- **THÀNH PHẦN:**
- 2 pound xúc xích boudin tươi
- 1 nước; để trang trải
- 1 muối; khi cần thiết
- 1 muỗng canh dầu ô liu
- 1 chén hành vàng xắt nhỏ
- ½ chén ớt chuông xanh xắt nhỏ
- ½ chén cần tây xắt nhỏ
- 1 muối; nếm thử
- 1 hạt tiêu đen mới xay; nếm thử
- 1 muỗng canh tỏi băm nhỏ
- ½ cốc đã gọt vỏ; tom tươi bỏ hạt, xắt nhỏ
- 4 lạng thịt gà; thái hạt lựu nhỏ
- 1 tinh chất emeril
- 4 ounce andouille hoặc xúc xích hun khói; thái hạt lựu nhỏ
- giăm bông 4 lạng; thái hạt lựu nhỏ
- 5 cốc sữa
- 1 chén giảm thịt bê
- 2 chén bột
- 1 chén pho mát cheddar trắng nạo; (4 oz)
- ¼ chén hành lá xắt nhỏ

Đun sôi một nồi nước muối lớn. Thêm xúc xích boudin và luộc trong 4 đến 5 phút hoặc cho đến khi xúc xích cứng lại.

Xả và đặt sang một bên. Trong một cái chảo vừa, đun nóng dầu ô liu. Thêm hành tây, ớt và cần tây. Nêm với muối và hạt tiêu. Xào trong 2 đến 3 phút, hoặc cho đến khi héo. Thêm tỏi và cà chua.

Nêm với muối và hạt tiêu. Xào trong 2 phút. Nêm gà với Emeril's Essence. Thêm thịt gà và xào trong 2 phút, khuấy liên tục. Thêm xúc xích và giăm bông và tiếp tục nấu trong 2 phút. Thêm sữa và thịt bê giảm và đun sôi chất lỏng. Giảm nhỏ lửa và khuấy trong bột. Khuấy trong 30 giây, sau đó thêm phô mai và khuấy cho đến khi phô mai tan chảy. Nấu, không đậy nắp, trong 4 đến 5 phút hoặc cho đến khi bột mịn và mềm. Khuấy hành lá. Trong chảo xào, làm nóng dầu còn lại. Áp chảo xúc xích boudin trong 2 phút cho mỗi bên. Để phục vụ, hãy nghiền bột ở giữa mỗi đĩa. Đặt hai liên kết xúc xích lên trên lớp bột. Thìa nước sốt trên xúc xích và phục vụ.

74. Jambalaya tôm Cajun

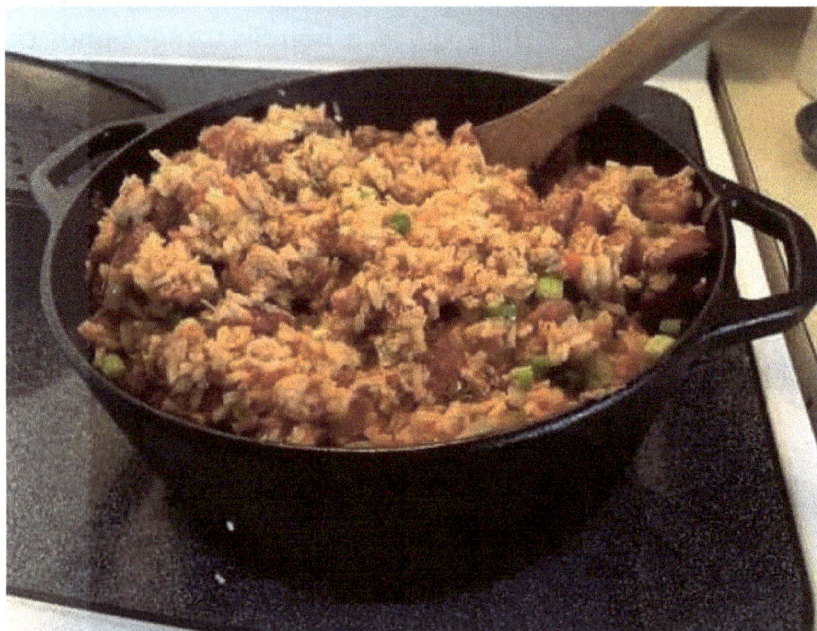

Thực hiện: 1 Khẩu phần

THÀNH PHẦN:
¼ pound Bơ hoặc bơ thực vật
½ chén ớt chuông -- xắt nhỏ
40 ml Tỏi -- băm nhỏ
1 chén Hành tây - xắt nhỏ
½ chén cần tây -- xắt nhỏ
mỡ tôm
1 cân đuôi tôm
1 chén Hành lá - xắt nhỏ
2 muỗng canh Rau mùi tây - xắt nhỏ
ớt cayenne
4 chén cơm

Xào ớt chuông, tỏi, hành tây và cần tây trong bơ thực vật. Thêm một ít mỡ bò cho hương vị. Nấu trong khoảng 30 phút trên lửa nhỏ. Thêm đuôi tôm, hành lá, 2 T. rau mùi tây xắt nhỏ, muối, hạt tiêu, ớt cayenne và 4 c. của gạo nấu chín. Đôi khi tôi thêm một hộp nhỏ nấm thân và miếng. Để hơi nước này trong khoảng 5-10 phút. Thêm một ít bơ thực vật hoặc nước nếu quá khô.

75. Khỏe Mạnh New orleans jambalaya

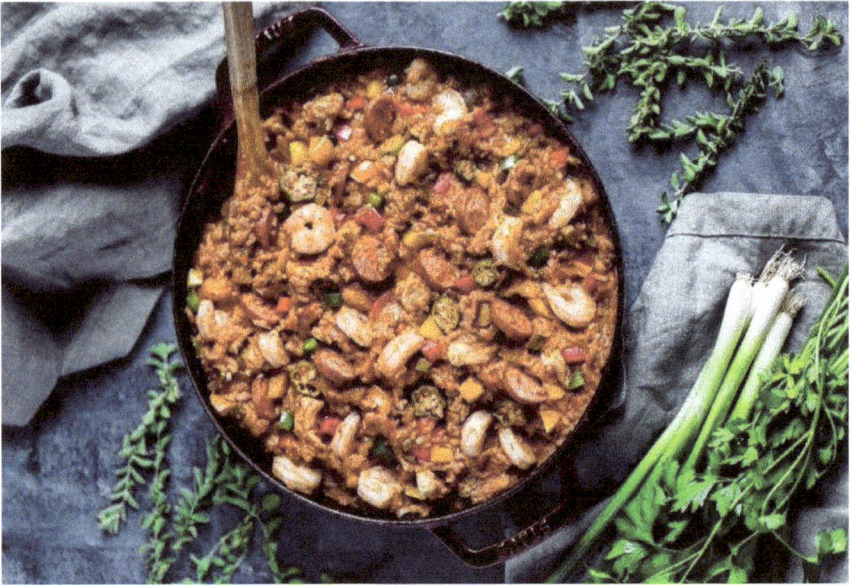

Thực hiện: 25 phần ăn

THÀNH PHẦN:
2 ounce dầu hạt cải
2 củ hành lớn, xắt nhỏ
2 cọng cần tây, xắt nhỏ
2 ớt chuông, xắt nhỏ
3 tép tỏi, băm nhỏ
½ pound giăm bông Thổ Nhĩ Kỳ, cắt khối
5 Ức gà, dạng dải
32 ounce Gạo đã chuyển đổi (Uncle Ben's)
6 chén nước dùng gà ít natri
2 thìa húng tây
1 muỗng cà phê bột lá nguyệt quế
Trong một nồi kho 4 lít rất nặng, trên lửa vừa, xào bộ ba và tỏi trong dầu cho đến khi chúng mềm.

Thêm giăm bông, thịt gà, cơm. Tiếp tục nấu, khuấy thường xuyên cho đến khi gạo hơi nâu.

Thêm nước dùng, đun sôi. Giảm nhỏ lửa và đậy nắp chặt và đun nhỏ lửa trong 30 phút.

Tháo nắp, thêm cỏ xạ hương và bay. Tiếp tục nấu 15 phút, thỉnh thoảng đảo gạo để gạo tơi ra.

Nêm nước sốt nóng cho vừa ăn.

76. Couscous jambalaya

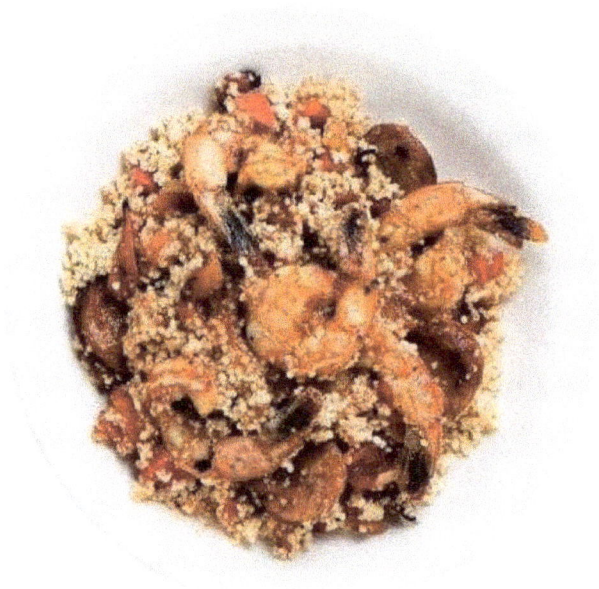

Làm cho: 2 phần ăn

THÀNH PHẦN:

- 1 muỗng canh dầu thực vật
- ¼ chén cần tây xắt nhỏ
- ¼ chén ớt xanh xắt nhỏ
- ¼ chén hành tây xắt nhỏ
- 2 muỗng canh tỏi băm
- ½ chén thịt gà thái hạt lựu
- ½ chén xúc xích andouille xắt nhỏ
- 1 chén nước dùng gà
- 12 con tôm; gọt vỏ và cắt nhỏ
- ½ chén cà chua thái hạt lựu
- 1 vụ nổ bayou
- 1 sốt worcestershire; nếm thử
- 1 nước xốt khoai tây chiên; nếm thử
- 1 muối; nếm thử
- 1 hạt tiêu đen mới xay; nếm thử
- 1 chén couscous
- 1 nhánh hành lá xắt nhỏ; Đối với Trang trí

Đun nóng dầu trong nồi súp vừa, thêm rau xắt nhỏ và xào cho đến khi mềm, 5 phút. Thêm tỏi, thịt gà và xúc xích; nấu, khuấy thường xuyên, 5 phút. Thêm cổ phiếu và đun sôi. Cho tôm, cà chua vào, nêm gia vị vừa ăn; nấu trong 3 phút. Cho couscous vào khuấy đều, đậy nắp và tắt bếp; để riêng trong 15 phút, cho đến khi couscous mềm và hấp thụ hết chất lỏng. Fluff couscous với một cái nĩa. Nêm nếm, điều chỉnh gia vị và hâm nóng nhanh nếu cần. Phục vụ trang trí với hành lá.

LAGNIAPP

77. Lagniappe

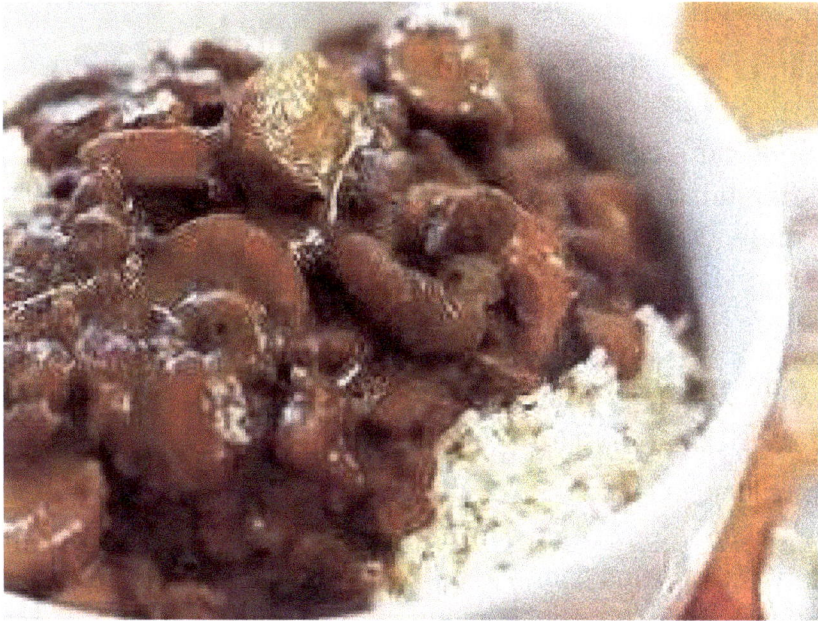

LÀM 6–8 PHẦN PHỤC VỤ

THÀNH PHẦN:
- 2 pound cá sấu không xương, cắt tỉa, cắt thành miếng 1 inch
- Muối và hạt tiêu đen mới xay, để nếm
- 2 muỗng canh cộng với ½ chén dầu thực vật, chia
- 3/4 chén bột mì đa dụng
- 1 củ hành tây lớn, xắt nhỏ
- 1 bó hành lá, xắt nhỏ, tách riêng phần trắng và xanh
- 1 quả ớt chuông xanh, xắt nhỏ
- 2 nhánh cần tây, xắt nhỏ
- 4 tép tỏi, băm nhỏ
- 2 quả cà chua tươi lớn, đúng mùa, gọt vỏ và cắt nhỏ, hoặc 1 (14-ounce) lon cà chua mận xắt nhỏ
- 1 lon cà chua Ro-tel nguyên chất (10 ounce)
- Nước cốt của 1 quả chanh
- 2 muỗng canh nước sốt Worrouershire
- 1 muỗng cà phê muối
- ½ muỗng cà phê tiêu đen mới xay
- 1/4 muỗng cà phê ớt cayenne
- 2 lá nguyệt quế
- 2 chén nước dùng bò
- 1/3 chén mùi tây lá phẳng xắt nhỏ
- Gạo trắng hạt dài nấu chín, để phục vụ

HƯỚNG DẪN:
a) Nêm cá sấu với muối và hạt tiêu. Đun nóng 2 muỗng canh dầu trong chảo lớn, cho các miếng cá sấu vào và áp chảo đều các mặt. Thịt sẽ không chuyển sang màu nâu. Loại bỏ cá sấu và đặt sang một bên. Lưu chảo để khử men sau này.
b) Đun nóng dầu còn lại trong một cái nồi lớn, nặng trên lửa vừa và cao; thêm bột và khuấy liên tục cho đến khi roux bắt đầu chuyển sang màu nâu. Giảm nhiệt xuống mức trung bình và nấu, khuấy liên tục cho đến khi roux chuyển sang màu nâu đỏ. Ngay lập tức thêm hành tây, phần trắng của hành lá, ớt chuông và cần tây

và xào trên lửa vừa và thấp cho đến khi trong mờ. Thêm tỏi và xào thêm một phút nữa. Trả lại cá sấu vào nồi.

c) Trong khi đó, đun nóng một ít nước dùng trong chảo trên lửa lớn để khử men. Khuấy chất lỏng, nhớ cạo sạch các mảnh màu nâu ở đáy chảo và thêm chất lỏng này vào nồi.

d) Thêm phần còn lại của các thành phần trừ rau mùi tây vào nồi. Đậy nắp và đun trên lửa nhỏ, thỉnh thoảng khuấy, cho đến khi thịt mềm, khoảng 30 phút. Điều chỉnh gia vị, thêm ngọn hành lá và rau mùi tây, loại bỏ lá nguyệt quế. Dọn ra cơm nóng.

78. mực

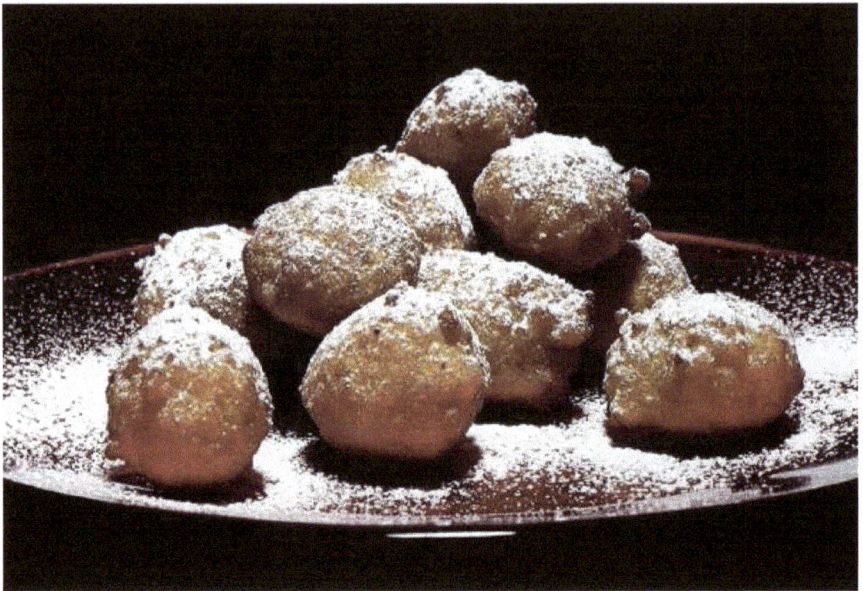

THÀNH PHẦN:
- ½ chén bột mì đa dụng
- 2 ½ muỗng cà phê bột nở
- 1/3 chén đường
- ½ muỗng cà phê muối
- ½ muỗng cà phê hạt nhục đậu khấu mới xay
- 3 quả trứng
- 1 muỗng cà phê vani
- 2 chén gạo trắng hạt dài nấu chín
- Dầu thực vật để chiên sâu
- Đường bánh kẹo để rắc

HƯỚNG DẪN:

a) Trong một bát lớn, trộn đều bột mì, bột nở, đường, muối và hạt nhục đậu khấu. Thêm trứng và vani và trộn đều. Cho gạo vào khuấy đều.

b) Trong chảo rán lớn hoặc nồi chiên sâu, làm nóng dầu đến 360°. Cẩn thận thả hỗn hợp từng thìa cà phê vào dầu nóng theo từng đợt. Chiên bột, trở thường xuyên, cho đến khi vàng nâu, và lấy ra khăn giấy.

c) Rắc đường bánh kẹo và dùng nóng.

79. ngô Maque Choux

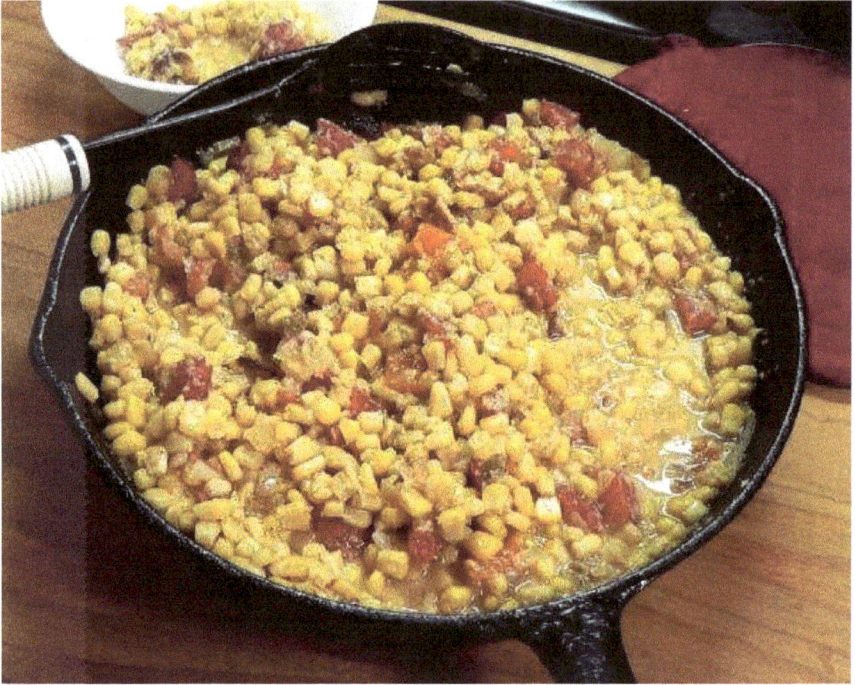

LÀM 8 PHẦN

THÀNH PHẦN:
- 6–8 bắp ngô vàng
- 2 muỗng canh bơ
- 1 quả ớt chuông xanh, xắt nhỏ
- 1 củ hành vừa, xắt nhỏ
- 1 quả cà chua lớn, xắt nhỏ
- 2 tép tỏi, băm nhỏ
- 3/4 cốc nước
- Nhúm ớt cayenne
- 1 muỗng cà phê đường
- Muối và hạt tiêu đen mới xay, để nếm

HƯỚNG DẪN:
a) Rửa sạch và loại bỏ lụa ngô. Sử dụng một con dao rất sắc trên một cái bát rộng, cắt từ giữa hạt đến lõi ngô. Sử dụng một con dao để cạo nước ép từ phần còn lại của hạt nhân. Để qua một bên.

b) Trong một chảo lớn, nặng hoặc nồi vừa, đun nóng bơ và xào ớt chuông và hành tây cho đến khi trong mờ. Thêm cà chua và tỏi và nấu trên lửa vừa trong 5 phút. Thêm nước, ngô, ớt cayenne, đường và nêm muối và tiêu. Đun sôi, giảm nhiệt xuống thấp, đậy nắp và đun nhỏ lửa cho đến khi ngô chín, khoảng 30 phút. Hương vị và điều chỉnh gia vị.

80. Súp ngô tôm

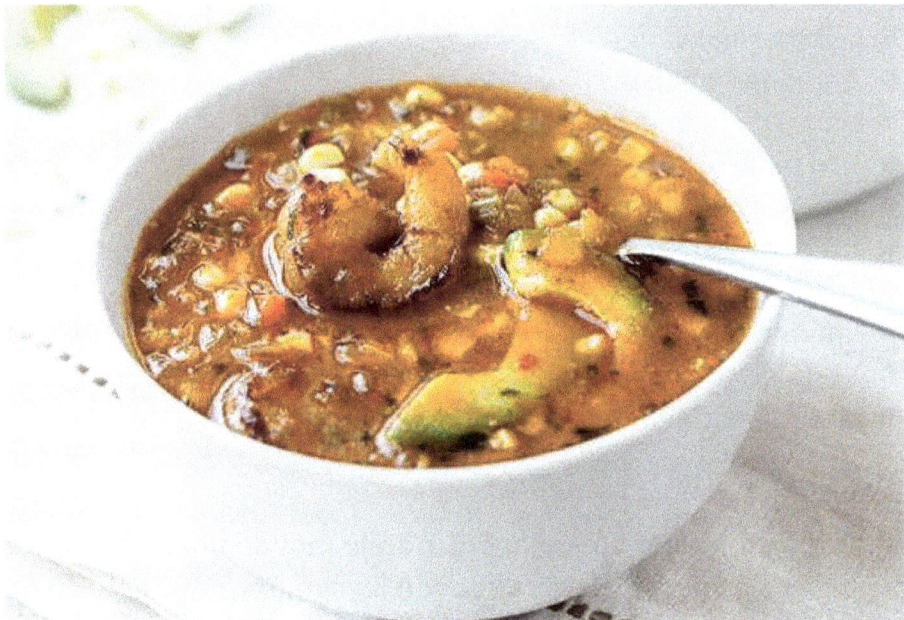

LÀM 8 PHẦN

THÀNH PHẦN:
- 2 pound tôm cỡ vừa còn nguyên vỏ
- 8 bắp ngô
- 1 thanh bơ
- ½ chén bột mì đa dụng
- 1 củ hành tây lớn, xắt nhỏ
- 3 củ hành lá, xắt nhỏ, tách phần trắng và xanh
- 1 quả ớt chuông xanh, xắt nhỏ
- 2 nhánh cần tây, xắt nhỏ
- 1 muỗng cà phê tỏi băm
- 1 (10-ounce) lon cà chua Ro-Tel nguyên chất và ớt xanh
- Muối, hạt tiêu đen mới xay và gia vị Creole, để nếm thử
- ½ panh kem nặng
- 2 muỗng canh mùi tây lá phẳng xắt nhỏ

HƯỚNG DẪN:

a) Tôm bỏ đầu, lột vỏ, bỏ đầu và vỏ vào một cái nồi lớn. Đặt tôm sang một bên trong tủ lạnh.

b) Sử dụng một con dao rất sắc, cắt hạt ngô ra khỏi một cái bát rất lớn. Sử dụng một con dao bàn cùn, cạo lõi ngô để giải phóng tất cả nước ngô vào bát. Để qua một bên.

c) Cho bắp ngô vào nồi cùng với vỏ tôm. Thêm lượng nước vừa đủ ngập vỏ và lõi ngô rồi đun sôi. Giảm nhiệt xuống mức trung bình và đun nhỏ lửa trong 30 phút, không đậy nắp. Khi hơi nguội, lọc nước dùng vào cốc đo lớn và loại bỏ vỏ và lõi ngô. Bạn nên có 8 cốc nước dùng; nếu không, hãy thêm đủ nước để tạo thành 8 cốc chất lỏng.

d) Trong một cái nồi lớn, nặng, đun chảy bơ trên lửa vừa; thêm bột và nấu, khuấy liên tục, cho đến khi roux chuyển sang màu của bơ.

e) Thêm hành tây, phần trắng của hành lá, ớt chuông, cần tây và tỏi và nấu cho đến khi hành có màu trong. Thêm cà chua và dần dần khuấy trong kho. Nêm muối, hạt tiêu và gia vị Creole và đun nhỏ lửa, đậy nắp trong khoảng 15 phút. Thêm ngô và nấu thêm 10 phút nữa. Thêm tôm và nấu cho đến khi chúng có màu hồng, khoảng 2 phút. Thêm kem, ngọn hành lá và rau mùi tây. Khi đã sẵn sàng để phục vụ, đun nóng nhẹ. Không đun sôi.

81. Súp cua và brie

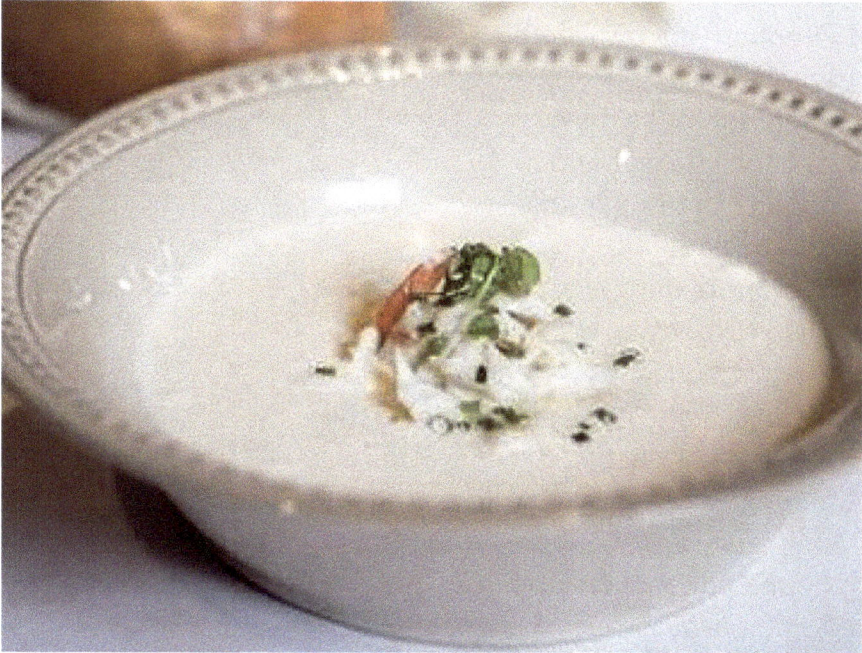

LÀM 6 PHẦN PHỤC VỤ

THÀNH PHẦN:
- 1 (1 pound) gói cua gumbo đông lạnh
- 1 thanh bơ
- ½ chén bột mì đa dụng
- 1 củ hành vừa, xắt nhỏ
- 2 nhánh cần tây, xắt nhỏ
- 3 tép tỏi, băm nhỏ
- 4 chén nước dùng cua
- ½ chén rượu trắng khô
- 1 lá nguyệt quế
- 1 muỗng cà phê nước sốt Worrouershire
- 10 lần bật cối xay tiêu đen
- 1 muỗng cà phê gia vị Creole
- Muối, để hương vị
- ½ pound phô mai Brie, bỏ vỏ
- 1 ½ chén rưỡi
- 1 pound thịt cua

HƯỚNG DẪN:

a) Đặt cua gumbo (không cần rã đông) vào nồi vừa, ngập nước và đun sôi. Đậy nắp, giảm nhiệt và đun nhỏ lửa trong 45 phút. Lọc cổ phiếu vào một cốc đo lớn. Nếu cần, thêm đủ nước để làm 4 cốc.

b) Đun chảy bơ trong một cái nồi lớn, nặng trên lửa vừa; thêm bột và khuấy liên tục cho đến khi roux chuyển sang màu nâu nhạt. Thêm hành tây và cần tây và nấu, thỉnh thoảng khuấy, trong 5 phút. Thêm tỏi và nấu thêm một phút nữa. Dần dần khuấy trong kho và rượu; thêm lá nguyệt quế, nước sốt Worrouershire, hạt tiêu, gia vị Creole và nêm muối. Đậy nắp và đun nhỏ lửa trong 15 phút.

c) Xé hoặc cắt Brie thành từng miếng nhỏ và cho vào súp trên lửa nhỏ cho đến khi tan chảy. Khuấy trong nửa rưỡi. Nhặt phần thịt cua còn sót lại, loại bỏ vỏ và thêm vào súp. Đảo nhẹ tay để miếng cua còn nguyên miếng. Hương vị và điều chỉnh các gia vị.

d) Lấy súp ra khỏi bếp và để yên trong ít nhất 30 phút để hương vị hòa quyện. Đun nóng nhẹ khi sẵn sàng phục vụ.

82. con tôm bisque

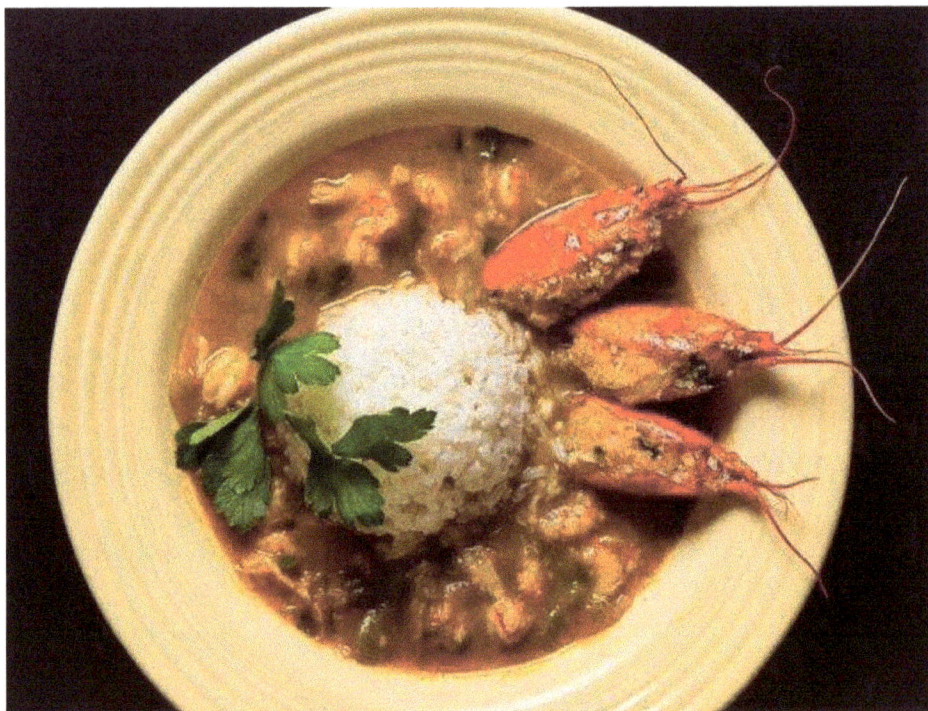

LÀM 4 PHẦN

THÀNH PHẦN:
- 3 muỗng canh cộng với ½ chén dầu thực vật, chia
- 2 pound đuôi tôm tươi, rã đông, chia
- 1 củ hành tây, xắt nhỏ và chia
- 1 bó hành lá, xắt nhỏ và chia
- 1 ớt chuông xanh, xắt nhỏ và chia
- 3 tép tỏi, băm nhỏ và chia
- 3/4 muỗng cà phê muối, chia
- 3/4 muỗng cà phê tiêu đen mới xay, chia
- 3/4 muỗng cà phê gia vị Creole, chia
- 2 chén vụn bánh mì 1 quả trứng, bị đánh tan
- 2/3 chén cộng với ½ chén bột mì đa dụng, chia
- 5 chén nước dùng hải sản hoặc nước
- 2 muỗng canh tương cà chua
- Nhúm ớt cayenne, hoặc nếm thử
- 2 chén gạo trắng hạt dài nấu chín
- 2 muỗng canh mùi tây lá phẳng xắt nhỏ

HƯỚNG DẪN:
a) Làm nóng lò nướng đến 350 °. Xịt một tấm nướng lớn bằng bình xịt chống dính và đặt sang một bên.

b) Đun nóng 3 muỗng canh dầu trong chảo lớn và xào một nửa hành tây, hành lá, ớt chuông và tỏi. Thêm 1 pound con tôm và xào trong 5 phút. Cho hỗn hợp vào máy xay thực phẩm và xay đến độ đặc của thịt xay. Chuyển hỗn hợp vào một cái bát và thêm 1/4 thìa cà phê muối, 1/4 thìa cà phê tiêu, 1/4 thìa cà phê gia vị Creole, vụn bánh mì và trứng rồi trộn đều.

c) Đặt 2/3 chén bột vào đĩa nướng cạn. Lăn hỗn hợp thành những quả bóng 1 inch. Lăn các viên bột trong bột và đặt chúng lên khay nướng. Nướng, lật các viên bánh nhiều lần cho đến khi bánh chín vàng đều, khoảng 35 phút. Để qua một bên.

d) Đun nóng dầu còn lại trong nồi nặng vừa trên lửa vừa cao. Thêm bột còn lại, khuấy liên tục, cho đến khi nó chuyển sang màu bơ đậu phộng. Thêm hành tây, ớt chuông và tỏi còn lại và nấu cho đến khi trong mờ. Thêm nước dùng hoặc nước, bột cà chua, muối còn lại, hạt tiêu và gia vị Creole, và ớt cayenne, đun nhỏ lửa, đậy nắp trong 15 phút.

e) Băm nhỏ phần đuôi tôm còn lại và thêm vào bánh quy và tiếp tục nấu trong 15 phút. Để có một món bánh quy mịn, trộn bằng máy xay cầm tay. Thêm các viên con tôm và đun nhỏ lửa trong 5 phút nữa.

f) Dọn ra bát trên cơm. Rắc mùi tây.

83. Crawfish Etouffee

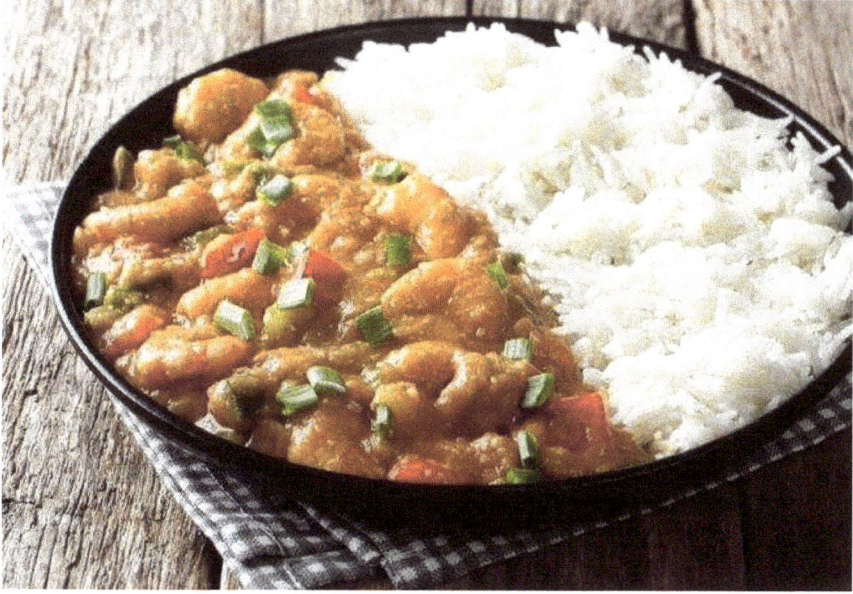

LÀM 8–10 PHẦN PHỤC VỤ

THÀNH PHẦN:
- 3/4 chén bơ hoặc dầu thực vật
- 3/4 chén bột mì đa dụng
- 1 củ hành tây lớn, xắt nhỏ
- 1 bó hành lá, xắt nhỏ, tách riêng phần trắng và xanh
- 1 quả ớt chuông xanh, xắt nhỏ
- 3 nhánh cần tây, cắt nhỏ.
- 4 tép tỏi lớn, băm nhỏ
- 3 muỗng canh tương cà chua
- 6 cốc nước dùng hải sản hoặc nước
- ½ thìa húng tây khô
- 3 lá nguyệt quế
- 1 muỗng cà phê gia vị Creole
- 1 muỗng cà phê muối
- 1 muỗng canh nước cốt chanh tươi
- Ớt cayenne và tiêu đen mới xay, tùy khẩu vị
- 2–3 pound đuôi con tôm có mỡ
- 3 muỗng canh rau mùi tây lá phẳng
- Gạo trắng hạt dài nấu chín, để phục vụ

HƯỚNG DẪN:

a) Trong một cái nồi lớn, nặng, làm tan chảy bơ hoặc đun nóng dầu trên lửa vừa. Thêm bột và khuấy liên tục. Nếu sử dụng bơ, nấu roux cho đến khi nó chuyển sang màu vàng hoặc vàng. Nếu sử dụng dầu, tiếp tục nấu, khuấy, cho đến khi roux có màu nâu vừa. Thêm hành tây, phần trắng của hành lá, ớt chuông, cần tây và tỏi vào xào, đảo đều cho đến khi trong.

b) Thêm bột cà chua, nước dùng hoặc nước, cỏ xạ hương, lá nguyệt quế, gia vị Creole, muối và nước cốt chanh, nêm ớt cayenne và tiêu rồi đun sôi. Giảm nhiệt, đậy nắp và đun nhỏ lửa trong 20 phút, thỉnh thoảng khuấy và hớt chất béo ra khỏi đầu. Thêm ngọn tôm, rau mùi tây và hành lá, đun sôi, giảm nhiệt và đun nhỏ lửa trong 10 phút. Loại bỏ lá nguyệt quế.

c) Khi đã sẵn sàng phục vụ, hâm nóng nhẹ nhàng và phục vụ trên cơm.

84. bánh con tôm

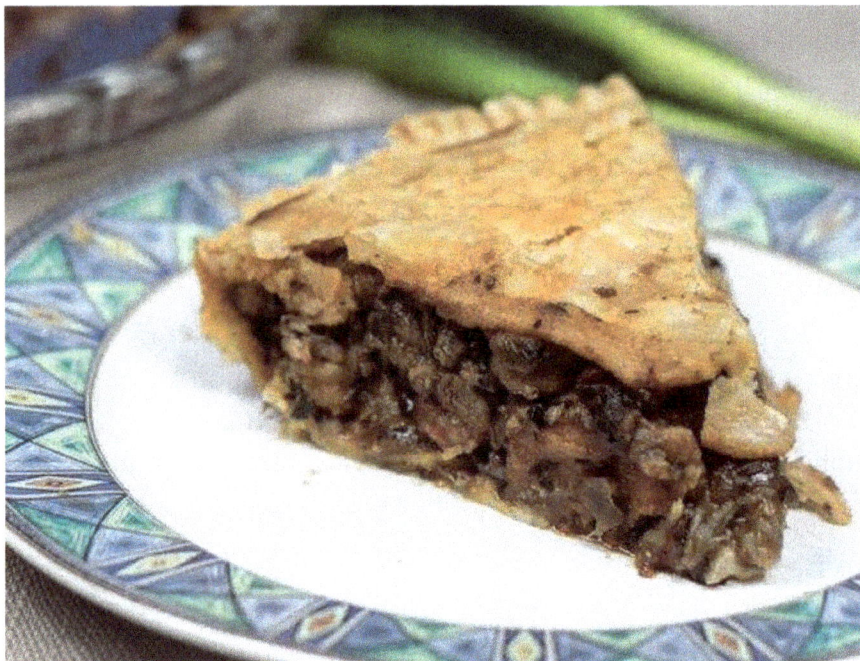

LÀM 5 BÁNH RIÊNG (5-INCH)

THÀNH PHẦN:

- Đủ bột cho bốn chiếc bánh 9 inch (mua ở cửa hàng cũng được)
- 2 pound đuôi tôm với chất béo, chia
- 6 muỗng canh bơ
- 6 muỗng canh bột mì đa dụng
- 2 củ hành vừa, xắt nhỏ
- 1 quả ớt chuông xanh, xắt nhỏ
- 4 tép tỏi, băm nhỏ
- 2 cốc rưỡi
- 4 muỗng canh sherry
- 2 thìa nước cốt chanh tươi
- 1 muỗng cà phê muối
- 15 lượt trên máy xay tiêu đen
- 1 muỗng cà phê ớt cayenne
- 4 muỗng canh rau mùi tây lá phẳng
- 1 lòng trắng trứng, đánh tan

HƯỚNG DẪN:

a) Làm nóng lò ở 350 °.

b) Cán mỏng bột bánh đến độ dày 1/8 inch. bạn nên có

c) đủ bột cho năm chiếc bánh nướng hai lớp 5 inch. Để có được kích thước phù hợp cho lớp vỏ dưới cùng, hãy úp ngược một trong các chảo lên bột và cắt bột cách mép chảo 1 inch. Các lớp vỏ trên cùng nên được cắt ở mức 5 inch để vừa vặn nhất. Đặt lớp vỏ dưới cùng vào chảo bánh và giữ lạnh lớp vỏ trên cùng trong tủ lạnh.

d) Trong một bộ xử lý thực phẩm, cắt một nửa đuôi tôm cho đến khi gần như nghiền nát. Để lại toàn bộ những người khác.

e) Đun chảy bơ trong một cái nồi nặng vừa hoặc chảo lớn trên lửa vừa. Thêm bột và khuấy liên tục cho đến khi roux có màu nâu nhạt. Thêm hành tây và ớt chuông và xào trong khoảng 5 phút. Thêm tỏi và xào thêm 1 phút nữa. Thêm rượu nửa rưỡi, rượu sherry, nước cốt chanh, muối, hạt tiêu, ớt cayenne và rau mùi tây và nấu trong 5 phút. Thêm con tôm đã cắt nhỏ và nguyên con vào nấu thêm 5 phút nữa.

f) Đổ đầy mỗi vỏ bánh đã chuẩn bị với khoảng 1 chén con tôm. Che với lớp vỏ trên cùng và uốn các cạnh. Cắt một số khe ở lớp vỏ trên cùng và chải bằng lòng trắng trứng. Đặt bánh lên khay nướng và nướng cho đến khi nhân sủi bọt và vỏ bánh có màu vàng nâu, khoảng 1 giờ.

85. Gạo bẩn

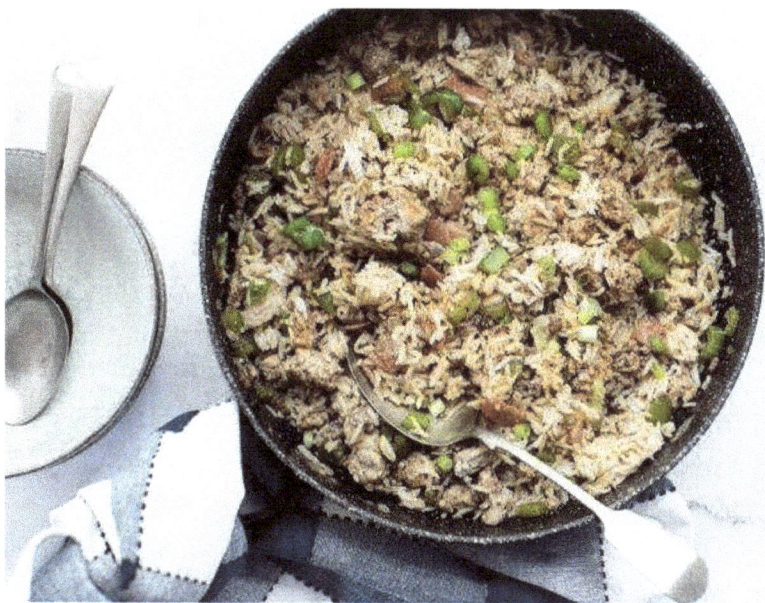

LÀM 8–10 PHẦN PHỤC VỤ

THÀNH PHẦN:
- 3 chén nước
- 1 ½ chén gạo trắng hạt dài
- 1/4 cộng với 1 muỗng cà phê muối, chia
- 2 muỗng canh dầu thực vật
- 1 củ hành tây, xắt nhỏ
- 6 củ hành lá, xắt nhỏ, tách phần trắng và xanh
- 1 quả ớt chuông xanh, xắt nhỏ
- 2 nhánh cần tây, xắt nhỏ
- 3 tép tỏi, băm nhỏ
- 1 pound thịt bò xay
- 1 pound gan gà, xắt nhỏ
- ½ muỗng cà phê tiêu đen mới xay
- ½ muỗng cà phê ớt cayenne
- 1/3 chén mùi tây lá phẳng xắt nhỏ

HƯỚNG DẪN:
a) Đun sôi nước trong một cái chảo vừa. Thêm gạo và 1/4 muỗng cà phê muối. Giảm nhiệt xuống thấp, đậy nắp và nấu cho đến khi tất cả nước được hấp thụ hết, khoảng 20 phút.

b) Trong một cái chảo nặng vừa, đun nóng dầu và xào hành tây, phần trắng của hành lá, ớt chuông và cần tây cho đến khi trong mờ. Thêm tỏi và xào thêm một phút nữa. Thêm thịt bò xay và nâu, khuấy đều. Thêm gan gà và tiếp tục nấu và khuấy cho đến khi thịt bò và gan chín, khoảng 10 phút. Thêm hạt tiêu và ớt cayenne, đậy nắp và đun nhỏ lửa trong 5 phút.

c) Khuấy ngọn mùi tây và hành lá. Cho cơm vào nhẹ nhàng. Phục vụ với sốt nóng Louisiana ở bên cạnh.

86. trứng Sardou

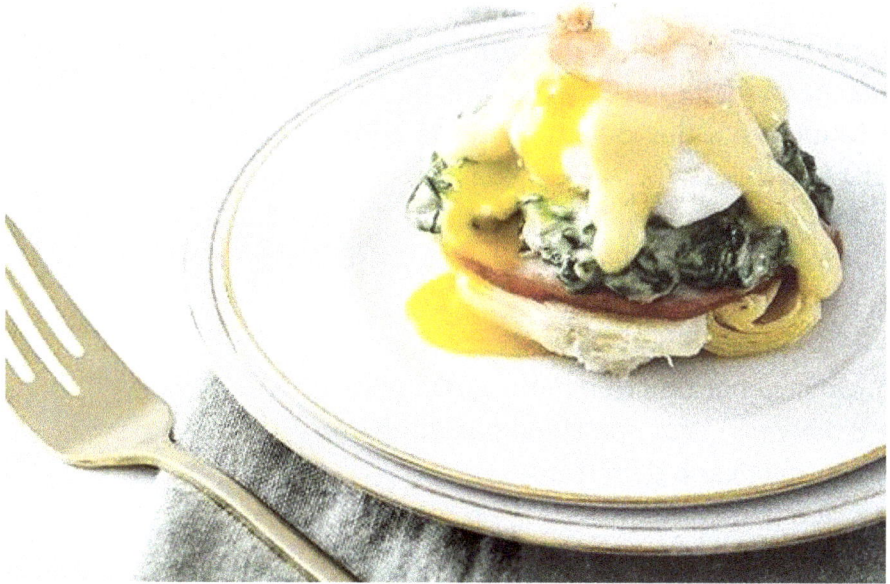

LÀM 4 PHẦN

THÀNH PHẦN:
CHO SỐT HOLLANDAISE
- 2 lòng đỏ trứng lớn
- 1 ½ thìa nước cốt chanh tươi
- 2 thanh bơ không ướp muối
- Muối và hạt tiêu đen mới xay, để nếm
CHO TRỨNG
- 2 (9 ounce) túi rau bina tươi
- 1 muỗng canh dầu ô liu
- 1 muỗng cà phê tỏi băm
- 1/3 cốc kem nặng
- Muối và hạt tiêu đen mới xay, để nếm
- 8 đáy atisô tươi nấu chín hoặc đóng hộp
- 2 muỗng canh dấm trắng
- 8 quả trứng

HƯỚNG DẪN:
a) Để làm nước sốt, cho lòng đỏ trứng và nước cốt chanh vào máy xay sinh tố. Xung nhiều lần để trộn.
b) Đun chảy bơ trong bình thủy tinh trong lò vi sóng, cẩn thận không đun sôi. Dần dần đổ bơ vào hỗn hợp trứng và trộn cho đến khi tạo thành nước sốt kem đặc. Nêm với muối và hạt tiêu.
c) Để làm trứng, hãy chuẩn bị rau bina bằng cách xào nó trong dầu ô liu trong chảo, đảo đều cho đến khi héo và vẫn còn xanh tươi. Khuấy kem, nêm muối và hạt tiêu, và giữ ấm.
d) Làm nóng đáy atisô và giữ ấm.
e) Đổ đầy chảo hoặc nồi nông với 2 ½ inch nước. Thêm giấm và đun nóng vừa.

f) Đập 4 quả trứng vào một cái cốc nhỏ và nhẹ nhàng đổ chúng vào nước. Đun sôi trứng cho đến khi nổi lên trên mặt chất lỏng, sau đó dùng thìa lật ngược trứng lại. Nấu cho đến khi lòng trắng đông lại nhưng lòng đỏ vẫn còn lỏng. Loại bỏ bằng một cái muỗng có rãnh và lau khô bằng khăn giấy. Lặp lại với những quả trứng còn lại.

g) Múc một phần rau bina vào mỗi 4 đĩa. Đặt 2 đáy atisô trên mỗi đĩa lên trên rau bina và đặt một quả trứng lên trên mỗi bông atisô. Rưới sốt hollandaise lên trên và dùng ngay.

87. Grits và Grillades

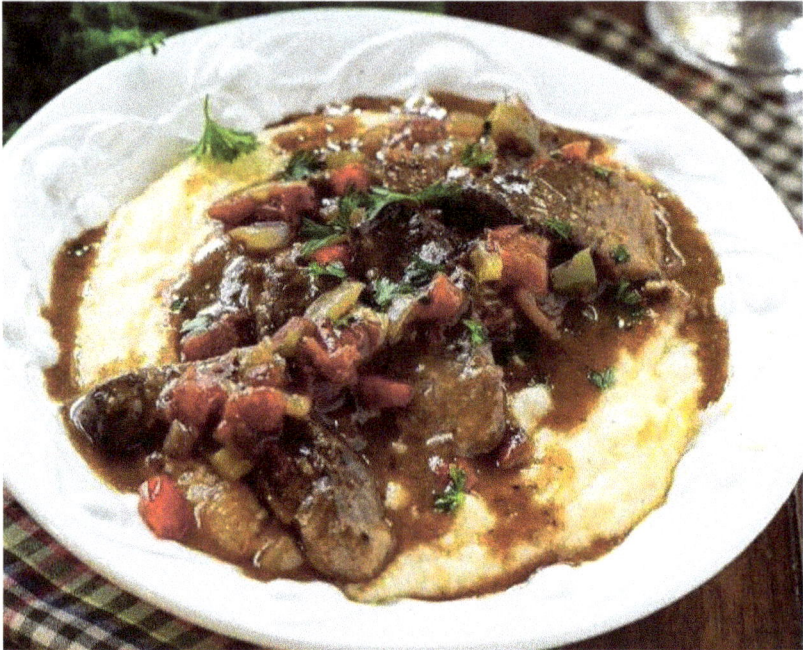

LÀM 6 PHẦN PHỤC VỤ

THÀNH PHẦN:
- 1 (3-pound) bít tết thịt bò hoặc thịt bê tròn, dày khoảng 1/4 inch
- Muối và hạt tiêu đen mới xay, để nếm
- 1 chén bột mì đa dụng
- 3/4 chén dầu thực vật, chia
- 1 củ hành tây lớn, xắt nhỏ
- 1 quả ớt chuông xanh, xắt nhỏ
- 1 bó hành lá, xắt nhỏ, tách riêng phần xanh và trắng
- 3 tép tỏi, băm nhỏ
- 1 quả cà chua lớn, xắt nhỏ
- 1 muỗng canh bột cà chua
- ½ chén rượu vang đỏ
- 3 chén nước
- 1 muỗng cà phê giấm rượu vang đỏ
- ½ thìa húng tây khô
- 1 muỗng canh sốt Worrouershire
- Muối, hạt tiêu đen mới xay và gia vị Creole, để nếm thử
- 3 muỗng canh rau mùi tây lá phẳng
- Bột để phục vụ 6 người, nấu chín theo gói HƯỚNG DẪN:

HƯỚNG DẪN:
a) Cắt thịt bò thành miếng khoảng 2 × 3 inch. Nêm cả hai mặt với muối và hạt tiêu.

b) Đun nóng 1/4 chén dầu trong chảo lớn, nặng và cho bột vào bát hoặc đĩa cạn. Nhúng từng miếng bít tết vào bột mì, rũ bỏ phần bột thừa và làm nâu cả hai mặt. Chuyển thịt sang khăn giấy.

c) Thêm dầu còn lại vào chảo và xào hành tây, phần trắng của hành lá, ớt chuông và tỏi cho đến khi trong mờ. Thêm cà chua, bột cà chua, rượu, nước, giấm, cỏ xạ hương, sốt Worrouershire, thịt và nêm muối, tiêu và gia vị Creole. Đun sôi. Giảm nhiệt, đậy nắp và đun nhỏ lửa cho đến khi thịt mềm, khoảng 1 tiếng rưỡi. Thêm rau mùi tây và hành lá và phục vụ trên đá xay.

88. Bánh nhân thịt Natchitoches

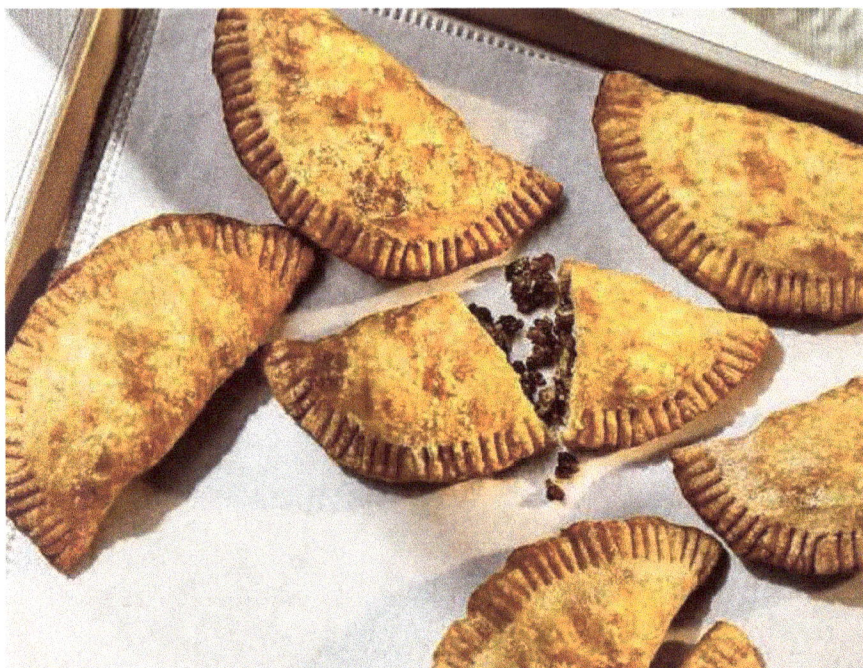

THÀNH PHẦN:
- 2 muỗng canh dầu thực vật
- 1 củ hành tây lớn, xắt nhỏ
- 6 củ hành lá, xắt nhỏ
- 1 quả ớt chuông xanh, xắt nhỏ
- 3 tép tỏi, băm nhỏ
- 1 pound thịt bò xay
- 1 pound thịt lợn xay
- 1 muỗng cà phê gia vị Creole
- ½ muỗng cà phê muối
- ½ muỗng cà phê tiêu đen mới xay
- 1/4 muỗng cà phê ớt cayenne
- 1/4 chén bột mì đa dụng
- 1 gói (2 lớp vỏ bánh) làm lạnh
- 2 lòng trắng trứng, đánh bông

HƯỚNG DẪN:

a) Trong một cái chảo lớn, nặng, đun nóng dầu. Thêm rau và xào cho đến khi mờ. Thêm thịt và nấu, thỉnh thoảng khuấy, trên lửa lớn trong vài phút. Giảm nhiệt và tiếp tục nấu, dùng thìa băm nhỏ thịt cho đến khi thịt chín vàng. Thêm gia vị và bột và tiếp tục nấu trong 10 phút. Loại bỏ nhiệt. Phần nhân có thể được làm trước và để trong tủ lạnh cho đến khi bạn sẵn sàng sử dụng.

b) Khi bạn đã sẵn sàng để làm bánh nướng, hãy làm nóng lò trước ở 350°. Xịt 2 tấm bánh quy bằng bình xịt chống dính.

c) Đặt vỏ bánh đã được làm lạnh trên một bề mặt phẳng và cán chúng mỏng hơn một chút. Sử dụng máy cắt bánh quy cỡ vừa, cắt các hình tròn. Đặt một muỗng canh chất đầy vào một nửa của mỗi vòng tròn, để lại các cạnh rõ ràng. Đây sẽ là phần dưới cùng của chiếc bánh. Đổ đầy nước vào một cái bát nhỏ. Nhúng một ngón tay vào nước và làm ướt mép của nửa dưới của miếng bột rồi gấp phần trên lại để tạo thành hình doanh thu. Bịt kín các cạnh bằng đầu nĩa và đặt các chiếc bánh cách nhau khoảng 1 inch trên các tấm bánh quy đã chuẩn bị.

d) Phết lòng trắng trứng lên bánh và rạch một vài đường nhỏ trên đỉnh mỗi chiếc bánh. Nướng cho đến khi vàng nâu.

89. Súp Atiso Hàu

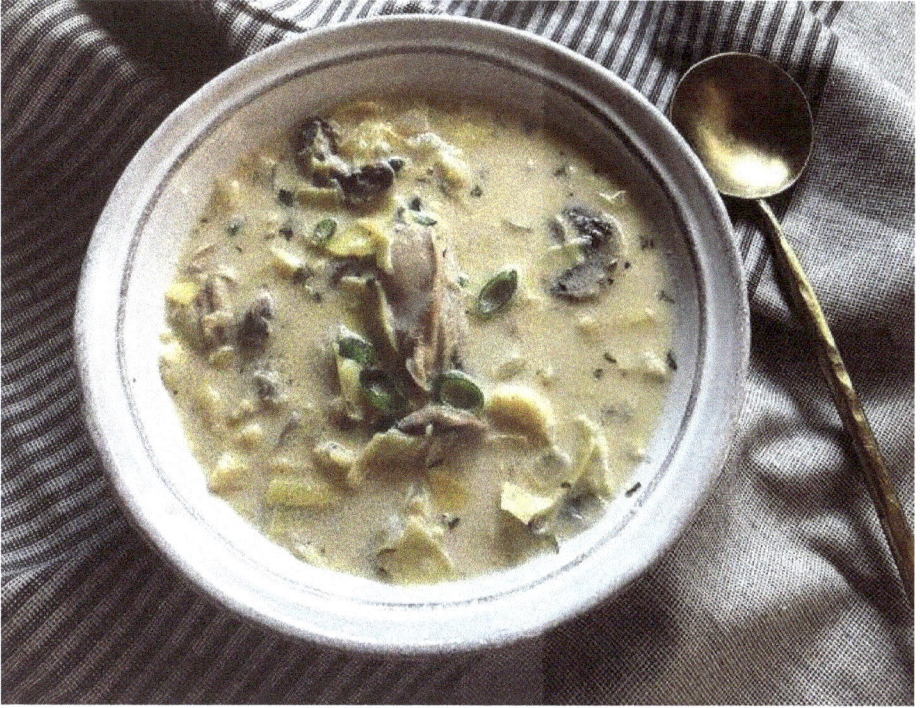

THÀNH PHẦN:
- 3 tá hàu đã tách vỏ với rượu của chúng, cộng với rượu bổ sung, nếu có
- 1 thanh bơ
- ½ chén bột mì đa dụng
- 1 củ hành tây lớn, xắt nhỏ
- 6 củ hành lá, xắt nhỏ, tách phần trắng và xanh
- 2 nhánh cần tây, xắt nhỏ
- 4 tép tỏi lớn, băm nhỏ
- 6 chén rượu hàu và nước dùng hải sản (hoặc, nếu cần, nước dùng gà)
- 1 (14 ounce) có thể bổ đôi tim atisô, để ráo nước và cắt thành miếng vừa ăn
- 1/4 muỗng cà phê ớt cayenne
- 1 muỗng cà phê gia vị Creole
- ½ muỗng cà phê muối cần tây
- 1 muỗng cà phê nước sốt Worrouershire
- Muối và hạt tiêu đen mới xay, để nếm
- 1 chén rưỡi
- 2 muỗng canh mùi tây lá phẳng xắt nhỏ

HƯỚNG DẪN:

a) Lọc hàu và để dành rượu. Kiểm tra hàu để tìm mảnh vỏ và đặt sang một bên.

b) Trong một cái nồi nặng, đun chảy bơ trên lửa nhỏ và thêm bột mì vào, khuấy liên tục cho đến khi đặc lại và bắt đầu chuyển sang màu nâu (roux vàng). Thêm hành tây, phần trắng của hành lá và cần tây và xào cho đến khi héo. Thêm tỏi và xào thêm một phút nữa.

c) Thêm rượu hàu, nước dùng, atisô, ớt cayenne, gia vị Creole, muối cần tây và sốt Worcestershire rồi nêm muối và tiêu (bắt đầu chỉ với một lượng nhỏ muối vì hàu có thể mặn). Đậy nắp và đun nhỏ lửa trong 10 phút. Thêm nửa rưỡi, đun sôi gần hết và thêm hàu. Giảm nhiệt và đun nhỏ lửa trong vài phút hoặc cho đến khi hàu cuộn lại. Tắt lửa và cho ngọn hành lá và mùi tây vào đảo đều. Điều chỉnh gia vị trước khi phục vụ.

90. Sốt hàu

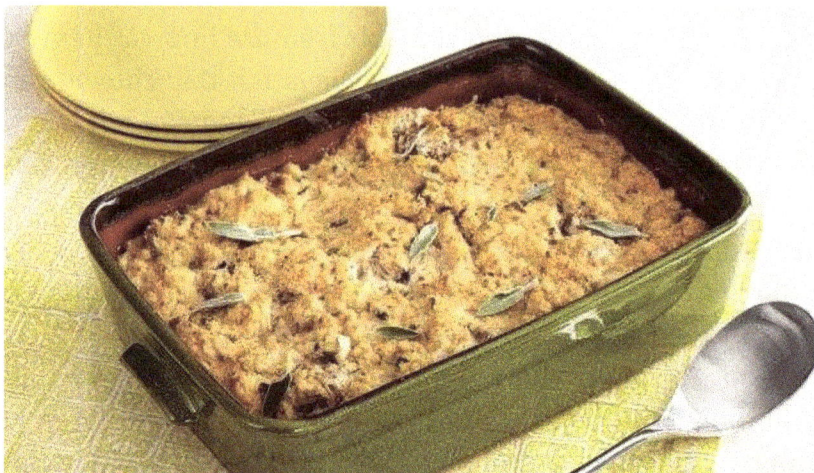

THÀNH PHẦN:
- Bánh mì Pháp ổ 1 ngày tuổi, xé thành miếng vừa ăn (9 cốc đóng gói nhẹ)
- 3 chục con hàu tách vỏ, để riêng và ngâm rượu
- Rượu hàu cộng với nước dùng gà hoặc gà tây vừa đủ để làm 2 cốc
- 1 thanh bơ
- 1 củ hành tây, xắt nhỏ
- 1 bó hành lá, xắt nhỏ
- 3 nhánh cần tây, xắt nhỏ
- 3 tép tỏi, băm nhỏ
- 3 muỗng canh rau mùi tây lá phẳng
- ½ muỗng cà phê muối, hoặc nếm thử
- 12 lần bật máy xay tiêu đen
- ½ muỗng cà phê ớt cayenne, hoặc nếm thử
- 1 muỗng cà phê cây xô thơm
- 2 quả trứng, đánh tan

HƯỚNG DẪN:
a) Đặt bánh mì vào một cái tô lớn, phủ nước dùng lên trên và ngâm trong 1 giờ. Kiểm tra hàu và loại bỏ bất kỳ mảnh vỏ nào.

b) Làm nóng lò ở 350 °. Đun chảy bơ trong chảo và xào hành tây và cần tây cho đến khi trong mờ. Thêm tỏi và xào thêm một phút nữa. Thêm rau vào bánh mì, cùng với mùi tây, gia vị và trứng. Trộn đều.

c) Trải nước sốt vào đĩa nướng 11 × 13 inch hoặc 2 đĩa nhỏ hơn và nướng cho đến khi mặt trên phồng lên và có màu vàng nâu, khoảng 45 phút.

91. bánh hàu

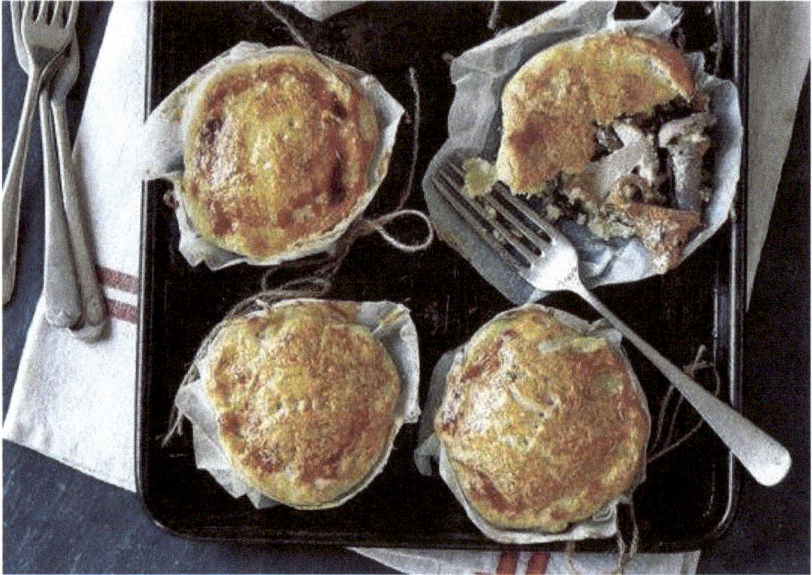

LÀM 6 PHẦN PHỤC VỤ

THÀNH PHẦN:
● 2 chục con hàu lớn hoặc 3 chục con hàu nhỏ, cùng với rượu của chúng
● 1 chén nấm tươi thái lát
● 1 muỗng canh bơ
● 4 muỗng canh dầu thực vật
● 4 muỗng canh bột mì đa dụng
● 6 củ hành lá, xắt nhỏ, tách phần trắng và xanh
● ½ quả ớt chuông xanh, xắt nhỏ
● 1 cọng cần tây, xắt nhỏ
● 2 tép tỏi lớn, băm nhỏ
● 1/4 chén xúc xích andouille hoặc giăm bông hun khói, cắt thành miếng 1/4-inch
● 1 muỗng cà phê gia vị Creole
● 1 muỗng cà phê nước sốt Worrouershire
● 2 chút sốt Tabasco
● 2 muỗng canh mùi tây lá phẳng xắt nhỏ
● Muối và hạt tiêu đen mới xay, để nếm
● 2 vỏ bánh, tự làm hoặc mua ở cửa hàng, để trong tủ lạnh
● 1 lòng trắng trứng, đánh tan

HƯỚNG DẪN:
a) Lọc hàu và đổ rượu vào cốc đo lớn; thêm nước đủ để làm 1 cốc. Kiểm tra hàu để tìm mảnh vỏ và đặt sang một bên.
b) Đun nóng bơ trong chảo nhỏ và xào nấm cho đến khi mềm. Để qua một bên.
c) Trong chảo lớn hoặc nồi vừa, đun nóng dầu trên lửa lớn; thêm bột và khuấy liên tục cho đến khi roux bắt đầu chuyển sang màu nâu. Giảm nhiệt xuống mức trung bình và nấu, khuấy liên tục, cho đến khi roux có màu sô cô la sữa. Thêm hành tây, phần trắng của hành lá, ớt chuông và cần tây và nấu cho đến khi héo. Thêm tỏi và nấu thêm một phút nữa. Thêm rượu hàu, xúc xích hoặc giăm

bông, gia vị Creole, sốt Worrouershire và sốt Tabasco. Đậy nắp, giảm nhiệt để đun nhỏ lửa và nấu trong 15 phút.

d) Tăng nhiệt lên mức trung bình cao và thêm nấm và hàu. Nấu cho đến khi hàu cuộn lại, khoảng 4 phút. Tắt lửa và cho ngọn hành lá và mùi tây vào đảo đều. Nêm với muối và hạt tiêu. Mát mẻ.

e) Làm nóng lò nướng đến 350 °. Đặt một trong những lớp vỏ vào đĩa bánh. Thêm hỗn hợp hàu và phủ lớp vỏ trên cùng, gấp nếp các cạnh. Cắt một số khe ở lớp vỏ trên cùng để thoát hơi nước và quét lớp vỏ bằng lòng trắng trứng. Nướng trong 45 phút hoặc cho đến khi bánh có màu nâu.

92. Súp Hàu Rockefeller

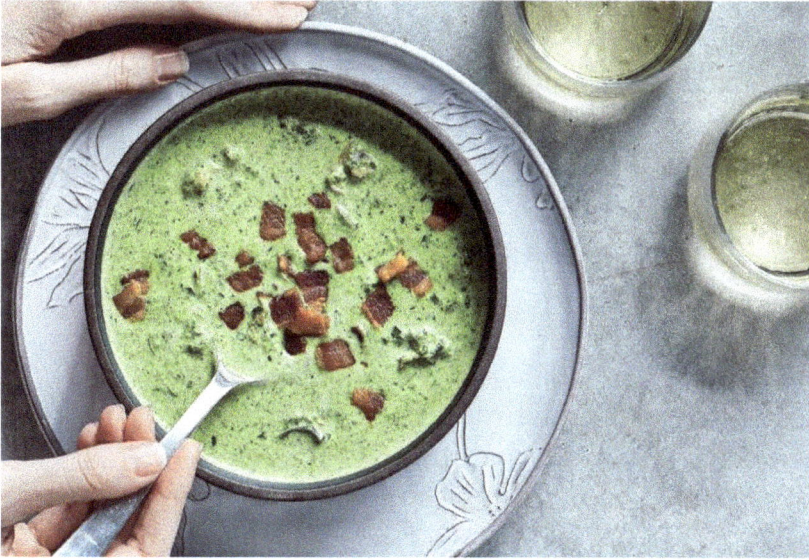

LÀM 6 PHẦN PHỤC VỤ

THÀNH PHẦN:
- 1 lít hàu đã tách vỏ với rượu của chúng, hoặc 3 tá hàu với 3–5 cốc rượu
- 1 thanh bơ
- ½ chén bột mì đa dụng
- 1 bó hành lá, xắt nhỏ
- ½ chén ớt chuông xanh xắt nhỏ
- ½ chén cần tây xắt nhỏ
- 1 muỗng cà phê tỏi băm
- 1 (10 ounce) hộp rau bina xắt nhỏ đông lạnh, rã đông
- 1/4 chén húng quế ngọt tươi xắt nhỏ
- 5 chén rượu hàu và/hoặc nước dùng hải sản
- 2 muỗng canh Herbsaint hoặc Pernod
- ½ muỗng cà phê gia vị Creole
- Nước sốt Tabasco, để hương vị
- 2 muỗng cà phê nước sốt Worrouershire
- Tiêu trắng, để hương vị
- ½ chén mùi tây lá phẳng xắt nhỏ
- 1 chén rưỡi
- Muối, để hương vị

HƯỚNG DẪN:

a) Lọc hàu, để dành rượu. Kiểm tra hàu và loại bỏ bất kỳ vỏ nào. Để qua một bên.

b) Đun chảy bơ trong một cái nồi lớn và nặng. Thêm bột mì và khuấy liên tục trên lửa vừa để tạo ra màu vàng roux. Thêm hành tây, ớt chuông và cần tây và xào cho đến khi trong suốt. Thêm tỏi, rau bina và húng quế và xào thêm một phút nữa. Thêm dần rượu hàu và/hoặc nước dùng hải sản vào và khuấy đều cho đến khi hòa quyện. Thêm gia vị Herbsaint hoặc Pernod, Creole, sốt Tabasco và sốt Worrouershire và nêm tiêu. Đậy nắp, giảm nhiệt xuống thấp và đun nhỏ lửa trong 15 phút.

c) Hương vị và điều chỉnh các gia vị. Thêm muối vào thời điểm này, nếu cần, tùy thuộc vào độ mặn của hàu. Thêm rau mùi tây, nửa rưỡi và hàu và đun nhỏ lửa cho đến khi hàu cuộn lại, một hoặc hai phút. Ăn kèm với nhiều bánh mì Pháp nóng.

93. Redfish Court Bouillon

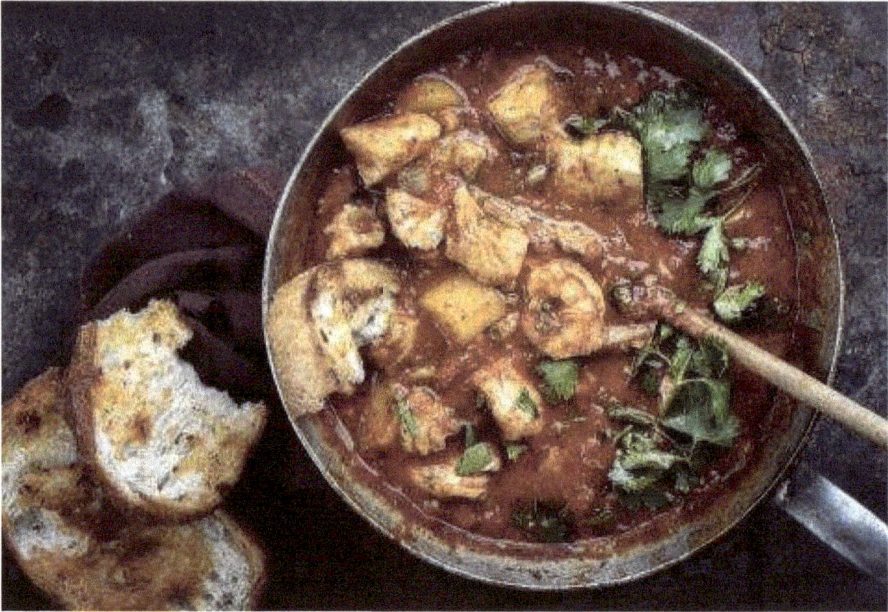

LÀM 4–6 PHẦN PHỤC VỤ

THÀNH PHẦN:
- 1 (3 đến 4 pound) cá chắc, thịt trắng như cá đỏ hoặc cá hồng
- 3 muỗng canh dầu ô liu siêu nguyên chất
- 1 củ hành vừa, xắt nhỏ
- 3 củ hành xanh, xắt nhỏ
- ½ quả ớt chuông xanh, xắt nhỏ
- 1 cọng cần tây, xắt nhỏ
- 3 tép tỏi, băm nhỏ
- 1 quả cà chua lớn, xắt nhỏ
- 1 (15-ounce) lon nước sốt cà chua
- Nước cốt của 1 quả chanh
- 1 muỗng canh sốt Worrouershire
- 1/4 chén rượu vang đỏ
- ½ muỗng cà phê cỏ xạ hương khô, hoặc 2 muỗng cà phê tươi xắt nhỏ
- ½ muỗng cà phê húng quế khô, hoặc 2 muỗng cà phê tươi xắt nhỏ
- ½ muỗng cà phê ớt cayenne
- 1 muỗng cà phê đường
- Muối và hạt tiêu đen mới xay, để nếm
- 2 muỗng canh mùi tây lá phẳng xắt nhỏ

HƯỚNG DẪN:
a) Làm nóng lò nướng đến 350 °. Loại bỏ bất kỳ vảy nào còn lại trên cá và rửa sạch. Lau khô và đặt vào đĩa nướng lớn có cạnh 2 inch. Làm lạnh cho đến khi nước sốt đã sẵn sàng.

b) Đun nóng dầu trong một cái nồi nặng vừa và xào hành tây, ớt chuông, cần tây và tỏi cho đến khi trong mờ. Thêm cà chua, sốt cà chua, nước cốt chanh, sốt Worrouershire, rượu vang, cỏ xạ hương, húng quế, ớt cayenne, đường và nêm muối và tiêu. Đun sôi, giảm nhiệt xuống thấp và đun nhỏ lửa, đậy nắp trong 30 phút.

c) Thêm rau mùi tây, nếm thử và điều chỉnh gia vị.

d) Phết một ít nước sốt vào đáy chảo nướng. Rắc muối và hạt tiêu lên khắp cá rồi cho vào chảo. Phủ nước sốt lên cá, cho một ít vào bên trong khoang cơ thể. Nướng không đậy nắp trong 30 phút hoặc cho đến khi cá vừa chín tới (dùng dao rạch phần thịt dày nhất của cá sẽ dễ dàng lấy ra khỏi xương). Đậy bằng giấy bạc và giữ ấm cho đến khi phục vụ.

94. Đậu đỏ và gạo

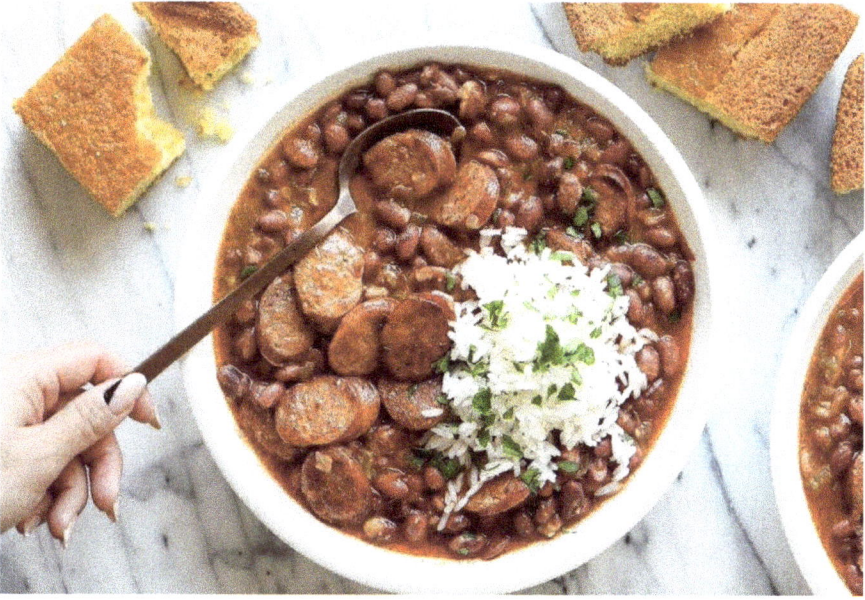

THÀNH PHẦN:
- 1 pound đậu thận khô
- 2 muỗng canh dầu thực vật
- 1 củ hành tây lớn, xắt nhỏ
- 1 bó hành lá, xắt nhỏ, tách riêng phần trắng và xanh
- 1 quả ớt chuông xanh, xắt nhỏ
- 2 nhánh cần tây, xắt nhỏ
- 4 tép tỏi, băm nhỏ
- 6 cốc nước
- 3 lá nguyệt quế
- ½ thìa húng tây khô
- 1 muỗng cà phê gia vị Creole
- 1 xương giăm bông với một ít giăm bông trên đó, tốt nhất là, hoặc 2 chân giò hoặc ½ pound giăm bông
- Muối và hạt tiêu đen mới xay, để nếm
- 1 pound xúc xích hun khói, cắt thành những viên tròn dày ½ inch
- 2 muỗng canh mùi tây lá phẳng xắt nhỏ, cộng với nhiều hơn để phục vụ
- Gạo trắng hạt dài nấu chín, để phục vụ

HƯỚNG DẪN:
a) Cho đậu vào thau lớn, ngập nước, ngâm qua đêm, vớt ra để ráo.

b) Trong một cái chảo lớn, đun nóng dầu và xào hành tây, phần trắng của hành lá, ớt chuông, cần tây và tỏi.

c) Trong một cái chảo lớn, làm nâu xúc xích. Để qua một bên.

d) Cho đậu, nước, lá nguyệt quế, cỏ xạ hương, gia vị Creole và giăm bông vào nồi rồi đun sôi. Giảm nhiệt, đậy nắp và đun nhỏ lửa trong 2 giờ, thỉnh thoảng khuấy, thêm xúc xích 30 phút trước khi nấu xong.

e) Vớt lá nguyệt quế ra, cho rau mùi tây vào, cho ra bát ăn với cơm. Rắc thêm mùi tây vào bát nếu muốn.

95. Tôm và Grits

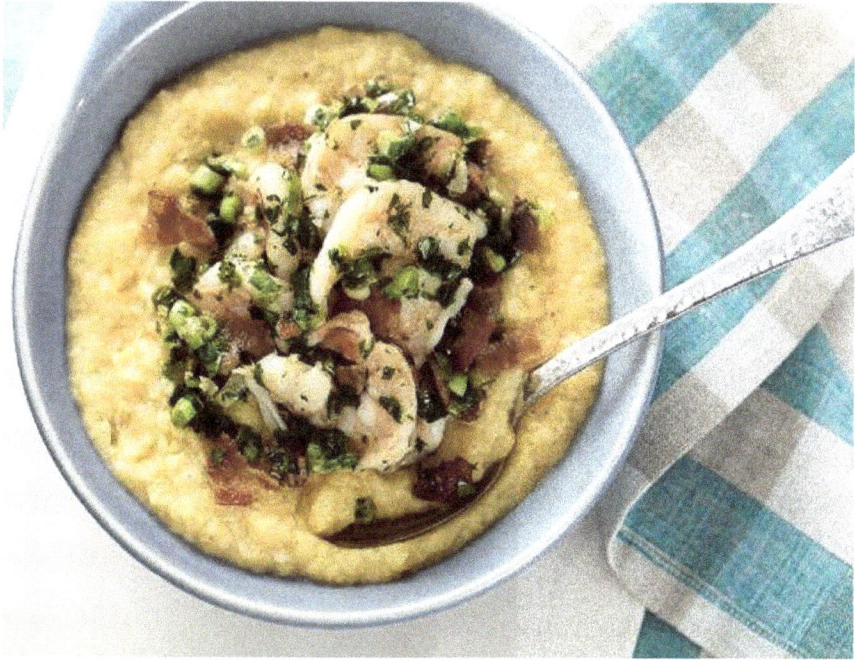

LÀM 6 PHẦN PHỤC VỤ

THÀNH PHẦN:
- 3 pound tôm lớn (khoảng 15 đến 20 pound), bóc vỏ và bỏ chỉ
- 5 muỗng canh bơ, chia
- 8 củ hành lá, xắt nhỏ
- 5 tép tỏi lớn, băm nhỏ
- Vỏ và nước cốt của 1 quả chanh
- 1/3 chén rượu trắng khô
- 1 muỗng canh sốt Worrouershire
- 1 muỗng cà phê gia vị Ý
- Hạt tiêu đen mới xay, để nếm thử
- ½ muỗng cà phê cộng với 1/4 muỗng cà phê muối, chia
- 1 muỗng cà phê gia vị Creole
- 2 muỗng canh mùi tây lá phẳng xắt nhỏ
- 1 chén bột nhanh
- 4 1/4 cốc nước
- 1/4 chén Parmesan mới xay

HƯỚNG DẪN:
a) Đun chảy 4 muỗng canh bơ trong chảo lớn, nặng trên lửa vừa. Thêm hành tây và tỏi và xào cho đến khi héo. Thêm tôm và xào, khuấy trong vài phút cho đến khi chúng chuyển sang màu hồng. Thêm vỏ và nước cốt chanh, rượu vang, sốt Worrouershire, gia vị Ý, hạt tiêu, gia vị Creole và ½ muỗng cà phê muối và đun nhỏ lửa trong khoảng 3 phút. Đừng nấu tôm quá chín. Tắt bếp và rắc mùi tây.

b) Để nấu các loại bột mịn, hãy đun sôi nước trong một cái chảo lớn và thêm các loại bột mịn trong khi khuấy đều. Thêm muối còn lại. Đậy nắp, giảm nhiệt xuống thấp và đun nhỏ lửa trong khoảng 10 phút. Tắt bếp và cho Parmesan và bơ còn lại vào khuấy đều. Bày tôm phủ bột trên đĩa hoặc bát.

96. Rémoulade tôm

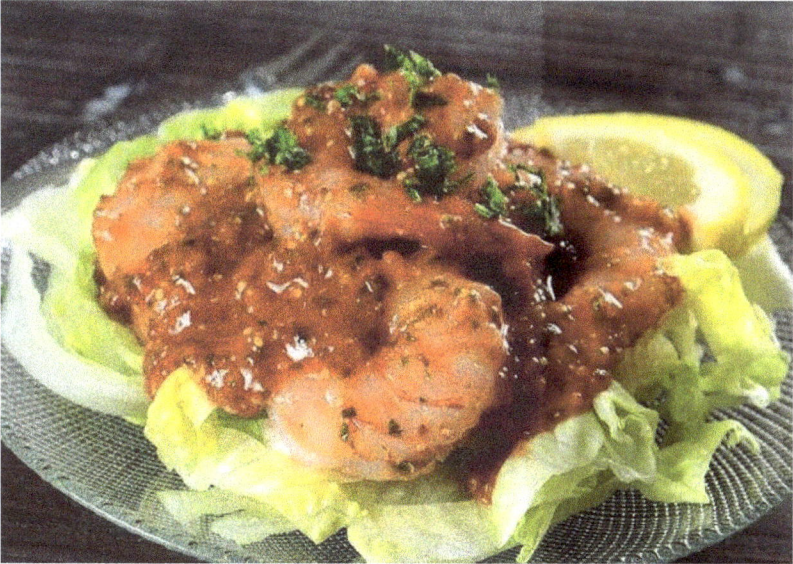

LÀM 6–8 PHẦN PHỤC VỤ

THÀNH PHẦN:
- ½ chén hành lá xắt nhỏ
- ½ chén cần tây xắt nhỏ
- 1/4 chén mùi tây lá phẳng xắt nhỏ
- 2 tép tỏi, băm nhỏ
- ½ chén cải ngựa tươi (được tìm thấy trong phần tủ lạnh của các cửa hàng tạp hóa)
- ½ chén sốt cà chua
- 3/4 chén mù tạt Creole
- 2 muỗng canh nước sốt Worrouershire
- 3 muỗng canh nước cốt chanh tươi
- 1/8 muỗng cà phê ớt cayenne
- Muối, hạt tiêu đen mới xay và ớt cayenne, để nếm
- 3 pound tôm lớn đã bóc vỏ và bỏ chỉ
- Xà lách cắt nhỏ, khoảng 4 chén

HƯỚNG DẪN:
a) Trong một cái bát, kết hợp tất cả các thành phần trừ tôm và rau diếp và trộn đều. Hương vị và điều chỉnh các gia vị.

b) Vài giờ trước khi phục vụ, đặt tôm vào một cái bát lớn. Dần dần khuấy nước sốt cho đến khi độ đặc theo ý thích của bạn. Một số có thể thích tất cả các băng và những người khác, ít hơn. Phục vụ trên rau diếp thái nhỏ.

97. thạch tiêu

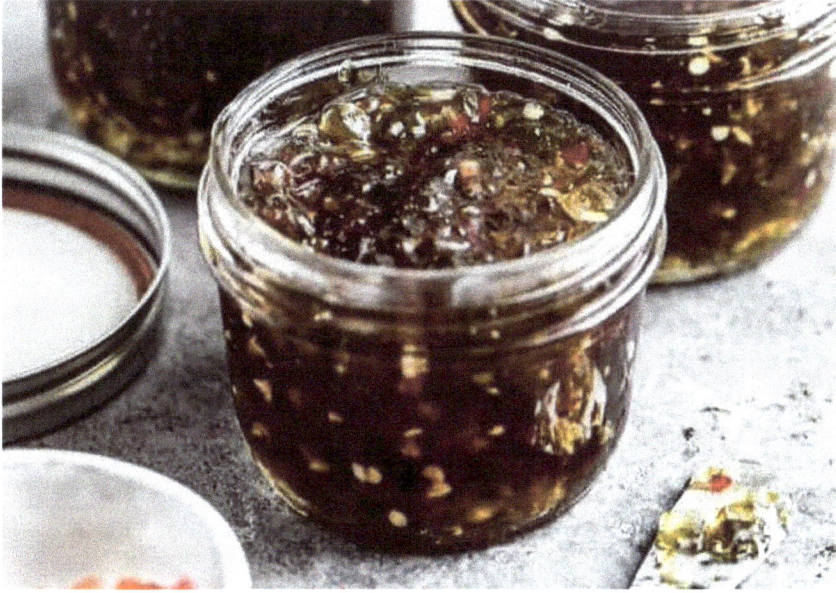

THÀNH PHẦN:
- 6–8 quả ớt jalapeño lớn, băm nhỏ, thành ½ cốc
- 1/3 chén ớt chuông xanh băm nhỏ
- 6 ½ chén đường
- 1 ½ chén giấm rượu vang đỏ
- 1 (6-ounce) chai Certo hoặc 2 (3-ounce) gói
- 6 giọt màu thực phẩm đỏ hoặc xanh

HƯỚNG DẪN:

a) Loại bỏ cuống và hạt của ớt và thái nhỏ hoặc chế biến trong máy xay thực phẩm. Kết hợp tất cả các thành phần ngoại trừ Certo trong một cái chảo vừa và trộn đều. Đun sôi và đun sôi trong 2–3 phút, khuấy thường xuyên. Tắt bếp và cho Certo vào khuấy đều. Đổ vào lọ thạch đã tiệt trùng và đậy kín.

b) Phục vụ trên pho mát kem để lây lan trên bánh quy giòn.

98. Mirliton nhồi bông

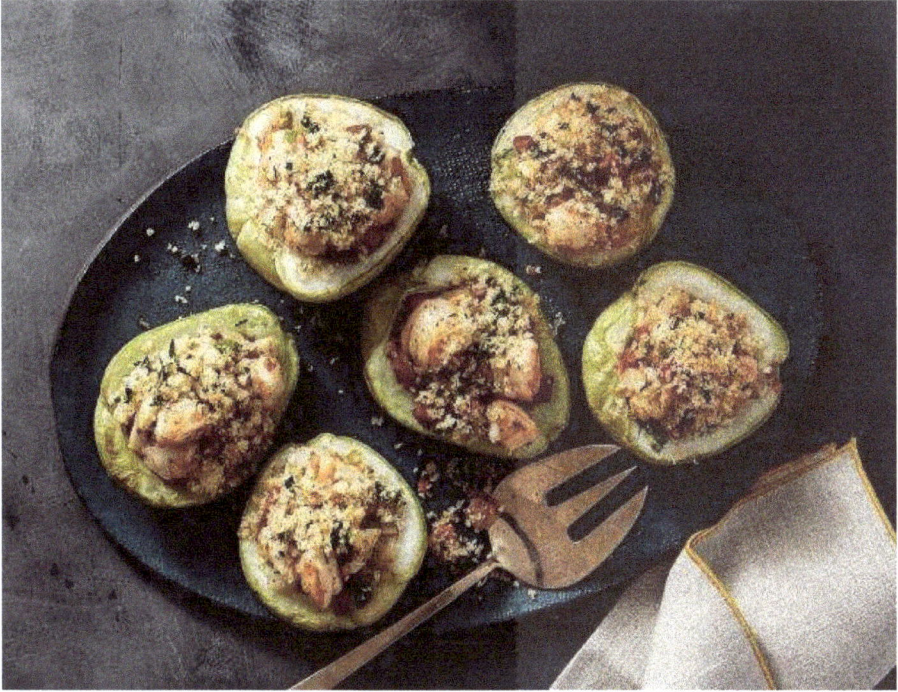

THÀNH PHẦN:

- 6 triệu tấn
- 7 muỗng canh bơ, chia
- 1 củ hành vừa, xắt nhỏ
- 1 bó (6–8) hành lá, xắt nhỏ, tách riêng phần trắng và xanh
- 2 nhánh cần tây, xắt nhỏ
- 4 tép tỏi, băm nhỏ
- 1 muỗng cà phê gia vị Ý
- 1 muỗng cà phê sốt Tabasco
- 1 muỗng canh nước cốt chanh tươi
- Muối và hạt tiêu đen mới xay, để nếm
- 2 pound tôm vừa, bóc vỏ và bỏ chỉ, hoặc 1 pound tôm đông lạnh đã bóc vỏ, rã đông
- 1 pound thịt cua
- 1 1/4 chén vụn bánh mì Ý, chia

HƯỚNG DẪN:

a) Trong một cái nồi lớn, đun sôi toàn bộ militon cho đến khi mềm khi dùng nĩa chọc vào, khoảng 1 giờ. Xả và làm mát.

b) Trong khi đó, đun chảy 4 thìa bơ trong chảo lớn. Thêm hành tây, phần trắng của hành lá và cần tây và xào cho đến khi trong suốt. Thêm tỏi và xào thêm một phút nữa. Thêm gia vị và nước chanh và loại bỏ nhiệt.

c) Cắt mirliton làm đôi theo chiều dọc và loại bỏ hạt. Múc thịt ra, để lại lớp vỏ dày khoảng 1/4 inch. Thêm thịt mirliton vào chảo và đun nhỏ lửa trong khoảng 5 phút. Cho tôm và đầu hành lá vào xào, đảo đều cho đến khi tôm chuyển sang màu hồng. Trộn ½ chén vụn bánh mì Ý và thịt cua, trộn nhẹ nhàng để thịt cua giữ nguyên khối.

d) Lót một tấm nướng mỡ với vỏ mirliton. Nhồi hỗn hợp hải sản vào các vỏ sò và rắc lên mỗi vỏ 1 thìa vụn bánh mì còn lại. Cắt phần bơ còn lại thành những miếng nhỏ và chấm lên trên những chiếc bánh mirliton.

e) Nướng cho đến khi có màu nâu ở trên, khoảng 30 phút. Hoặc chuyển sang màu nâu bên dưới vỉ nướng trong vài phút cuối cùng của quá trình nấu. Phục vụ ngay lập tức.

99. Súp rùa

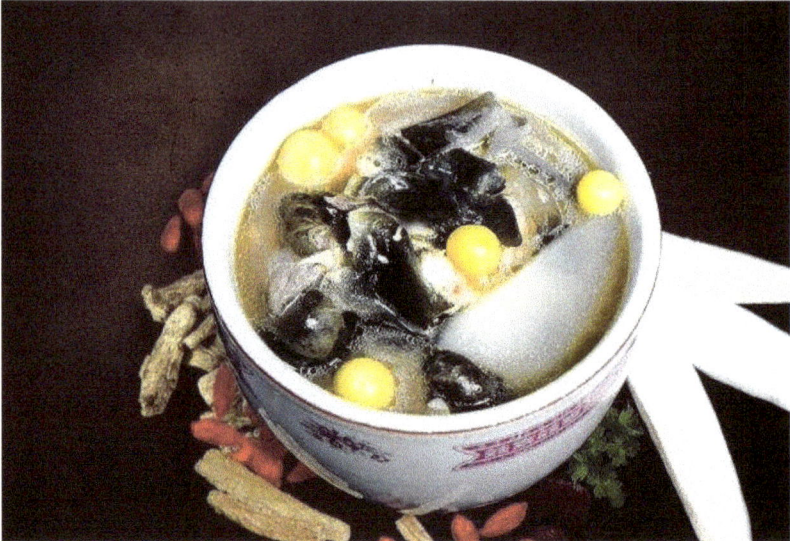

LÀM 6 PHẦN PHỤC VỤ NHƯ MÓN TRỞ, 12 PHẦN PHỤC VỤ NHƯ MÓN KHAI THÁC

THÀNH PHẦN:
- 2 pound thịt rùa không xương, cắt thành miếng 1 inch
- Muối và hạt tiêu đen mới xay, để nếm
- 10 muỗng canh bơ, chia
- 5 cốc nước
- 2 củ hành vừa
- 2 quả ớt chuông xanh
- 3 cọng cần tây
- 6 tép tỏi lớn
- ½ chén bột mì đa dụng
- 1 ½ chén nước sốt cà chua
- 1 muỗng cà phê gia vị Creole
- ½ thìa húng tây khô
- ½ muỗng cà phê gia vị Ý
- 3 lá nguyệt quế
- ½ muỗng cà phê muối
- ½ muỗng cà phê tiêu đen mới xay
- 2 muỗng canh nước sốt Worrouershire
- ½ muỗng cà phê sốt Tabasco
- Nước cốt của 1 quả chanh
- ½ cốc rượu sherry chất lượng tốt, cộng thêm để phục vụ
- 4 chén rau bina xắt nhỏ
- 3 muỗng canh rau mùi tây lá phẳng
- 4 quả trứng luộc chín, xắt nhỏ
- Rắc nhẹ thịt với muối và hạt tiêu.

HƯỚNG DẪN:
a) Đun nóng 2 muỗng canh bơ trong một cái nồi lớn, nặng và cho thịt vào rán vàng đều các mặt theo từng mẻ, lấy mẻ này ra đĩa để rán vàng miếng tiếp theo.

249

b) Cho tất cả thịt vào nồi, đổ ngập nước và đun sôi. Giảm nhiệt xuống thấp, đậy nắp và đun nhỏ lửa trong khoảng 1 giờ hoặc cho đến khi thịt chín mềm. Vớt thịt ra đĩa, lọc lấy nước dùng.

c) Khi thịt đủ nguội để cầm, dùng ngón tay xé nhỏ và thái thành hạt lựu nhỏ. Bạn có thể muốn làm điều này trong bộ xử lý thực phẩm. Để qua một bên.

d) Trong một bộ xử lý thực phẩm, thái nhỏ hành tây, ớt chuông, cần tây và tỏi. Để qua một bên.

e) Rửa sạch và lau khô chiếc nồi mà bạn đã dùng để nấu thịt rùa. Đun chảy phần bơ còn lại trong nồi trên lửa nhỏ; thêm bột và nấu, khuấy liên tục, để tạo ra một màu sô cô la sữa, khoảng 10 phút. Thêm rau xắt nhỏ và nấu cho đến khi rất héo. Thêm nước sốt cà chua và nấu khoảng 5 phút. Thêm nước dùng, gia vị Creole, cỏ xạ hương, gia vị Ý, lá nguyệt quế, muối, hạt tiêu, sốt Worrouershire, sốt Tabasco và nước cốt chanh. Nấu, đậy nắp, trên lửa vừa và thấp trong 30 phút.

f) Thêm sherry, rau bina và rau mùi tây và nấu thêm 10 phút nữa. Loại bỏ lá nguyệt quế và khuấy trong trứng.

g) Dọn ra bát và cho thêm rượu sherry.

100. tương ớt

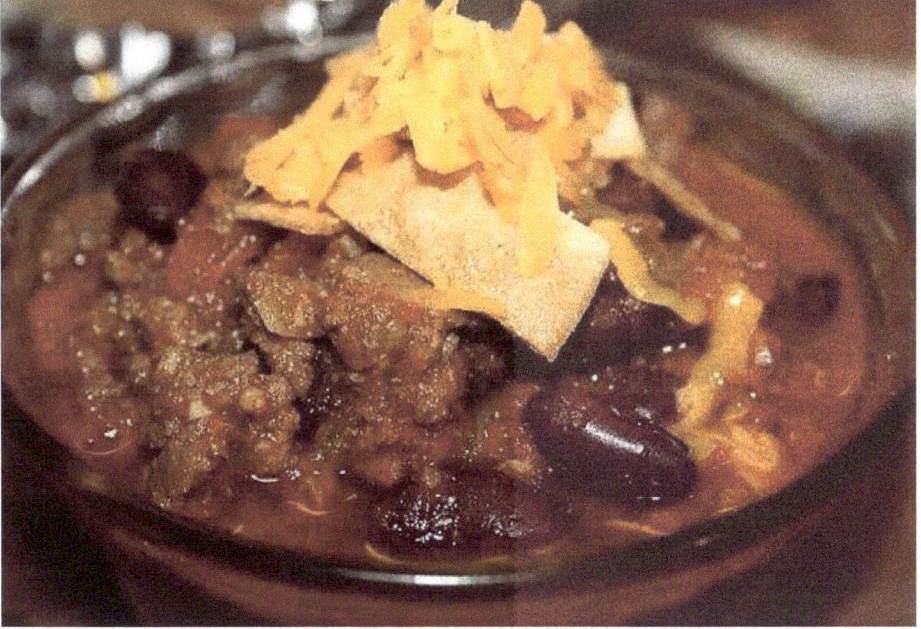

Thực hiện: 40 phần ăn

THÀNH PHẦN:

- 1 pound đậu pinto khô
- 6 lít Nước hoặc nước dùng bò
- 2 Lá nguyệt quế
- 3 ounce cà chua khô
- 1 muỗng canh xô thơm
- 1 muỗng cà phê Oregano
- 3 muỗng cà phê bột Cayenne
- 1 muỗng canh Hạt mù tạt đen; nướng
- 1 thìa hạt thì là; nướng
- ½ chén sốt Worrouershire
- ½ chén nước mắm
- ¼ chén tiêu đen
- ¼ chén ớt bột nóng
- ¼ chén thìa là
- 4 quả ớt Chipotle lớn; xé thành từng mảnh
- 2 quả ớt Jalapeno lớn; băm nhỏ
- 2 cân Cà chua tươi; băm nhỏ
- 1 lon (28-oz) cà chua gọt vỏ; băm nhỏ
- 12 ounce bột cà chua
- 2 củ tỏi; ép
- 2 củ hành vàng lớn; băm nhỏ
- 4 muỗng canh dầu hạt cải
- 1 cân Kielbasa
- 3 pound Thịt bò xay
- 2 muỗng canh Tôm khô
- 1 chén hàu hun khói
- ¼ chén mật ong
- muối để hương vị

HƯỚNG DẪN:

a) Ngâm đậu pinto qua đêm. Sáng hôm sau để ráo đậu, loại bỏ những hạt nổi.

b) Đun nóng nước hoặc thịt bò, thêm pintos. Đun sôi chậm, giảm nhiệt, thêm lá nguyệt quế và đun nhỏ lửa trong hai giờ. Trong khi đậu đang sôi, cho một thìa hạt thì là và một thìa hạt mù tạt đen vào chảo khô nhỏ. Bật lửa to và nấu, khuấy liên tục cho đến khi hạt *chỉ* bắt đầu nổi lên. Tắt bếp ngay lập tức và nghiền nát trong cối và chày hoặc bộ xử lý thực phẩm. Dự trữ.

c) Tiếp theo, cho tất cả gia vị khô, cà chua, ớt chipotle vào đậu. Khuấy đều. Thêm sốt worcestershire và nước mắm, khuấy đều. Cho bốn thìa canh dầu vào chảo lớn, băm nhỏ hành tây và ớt jalapeno, chiên trên lửa vừa cho đến khi hành tây có màu trong. Cho ớt vào nồi, khuấy đều. Cắt một pound kielbasa, cho vào chảo nâu, thêm ớt. Bây giờ làm nâu ba pound thịt bò xay, cắt bằng thìa thành những miếng vừa ăn. Tắt bếp, để ráo nước và thêm ớt.

d) Bây giờ ấn hai đầu (khoảng 25 tép) tỏi vào ớt. Thêm tôm khô và hàu hun khói. Khuấy đều, đun sôi, giảm lửa vừa và nấu, đậy nắp, thêm một đến hai giờ, thỉnh thoảng khuấy. Khoảng mười lăm phút trước khi dùng, thêm một phần tư cốc mật ong, khuấy đều và thêm muối cho vừa ăn. Lấy ra khỏi bếp và dùng.

PHẦN KẾT LUẬN

Chúc mừng! Bạn đã đọc đến phần cuối của Sách nấu ăn gumbo tuyệt vời. Chúng tôi hy vọng rằng cuốn sách dạy nấu ăn này đã truyền cảm hứng cho bạn khám phá hương vị phong phú và phức tạp của món ăn đặc trưng của Louisiana. Chúng tôi tin rằng gumbo không chỉ là một công thức, đó là một trải nghiệm văn hóa phản ánh lịch sử và truyền thống đa dạng của khu vực.

Chúng tôi đã cố gắng làm cho cuốn sách nấu ăn này trở nên toàn diện nhất có thể, với các công thức chi tiết, hướng dẫn nguyên liệu và các mẹo hữu ích về cách tạo ra món roux hoàn hảo. Chúng tôi hy vọng rằng thông tin này đã giúp bạn tự tin hơn trong việc nấu kẹo cao su và bạn sẽ tiếp tục khám phá những hương vị và kỹ thuật mới.

Cảm ơn bạn đã tham gia cùng chúng tôi trên hành trình ẩm thực này qua bayou. Chúng tôi hy vọng rằng bạn sẽ chia sẻ những sáng tạo kẹo cao su của mình với chúng tôi và với những người thân yêu của bạn. Từ gumbo hải sản cổ điển đến gumbo gà và xúc xích, có một công thức cho tất cả mọi người trong Sách nấu ăn gumbo tuyệt vời. Nấu ăn vui vẻ!

Ingram Content Group UK Ltd.
Milton Keynes UK
UKHW020721170523
421886UK00007B/33

9 781835 002353